Gabriele Graul

Neuraltherapie des akuten lumbalen Radikulärsyndroms

Gabriele Graul

Neuraltherapie des akuten lumbalen Radikulärsyndroms

bedingt durch einen Bandscheibenvorfall

Südwestdeutscher Verlag für Hochschulschriften

Impressum / Imprint
Bibliografische Information der Deutschen Nationalbibliothek: Die Deutsche Nationalbibliothek verzeichnet diese Publikation in der Deutschen Nationalbibliografie; detaillierte bibliografische Daten sind im Internet über http://dnb.d-nb.de abrufbar.
Alle in diesem Buch genannten Marken und Produktnamen unterliegen warenzeichen-, marken- oder patentrechtlichem Schutz bzw. sind Warenzeichen oder eingetragene Warenzeichen der jeweiligen Inhaber. Die Wiedergabe von Marken, Produktnamen, Gebrauchsnamen, Handelsnamen, Warenbezeichnungen u.s.w. in diesem Werk berechtigt auch ohne besondere Kennzeichnung nicht zu der Annahme, dass solche Namen im Sinne der Warenzeichen- und Markenschutzgesetzgebung als frei zu betrachten wären und daher von jedermann benutzt werden dürften.

Bibliographic information published by the Deutsche Nationalbibliothek: The Deutsche Nationalbibliothek lists this publication in the Deutsche Nationalbibliografie; detailed bibliographic data are available in the Internet at http://dnb.d-nb.de.
Any brand names and product names mentioned in this book are subject to trademark, brand or patent protection and are trademarks or registered trademarks of their respective holders. The use of brand names, product names, common names, trade names, product descriptions etc. even without a particular marking in this works is in no way to be construed to mean that such names may be regarded as unrestricted in respect of trademark and brand protection legislation and could thus be used by anyone.

Coverbild / Cover image: www.ingimage.com

Verlag / Publisher:
Südwestdeutscher Verlag für Hochschulschriften
ist ein Imprint der / is a trademark of
OmniScriptum GmbH & Co. KG
Heinrich-Böcking-Str. 6-8, 66121 Saarbrücken, Deutschland / Germany
Email: info@svh-verlag.de

Herstellung: siehe letzte Seite /
Printed at: see last page
ISBN: 978-3-8381-3454-3

Zugl. / Approved by: Berlin,Charite,Diss.,2008

Copyright © 2013 OmniScriptum GmbH & Co. KG
Alle Rechte vorbehalten. / All rights reserved. Saarbrücken 2013

Inhaltsverzeichnis

1. Einleitung

1.1 Thema	3
1.2 Das akute Radikulärsyndrom durch lumbalen Bandscheibenvorfall	3
1.2.1 Epidemiologie	3
1.2.2 Definition	4
1.2.2.1 Akuter Rückenschmerz	4
1.2.2.2 Bandscheibenvorfall	4
1.2.2.3 Radikulärsyndrom	6
1.3 Klassische Therapie	7
1.3.1 Evidenzbasierte Leitlinien akuter Rückenschmerz	7
1.3.2 Medikamentöse Therapie	8
1.3.3 Physikalische Therapie	9
1.3.4 Therapeutische lokale Injektionsbehandlung	10
1.4 Neuraltherapie	12
1.4.1 Definition und Wirkprinzipien	12
1.4.2 Procain	18
1.4.3 Die indirekte Grenzstranginjektion nach MINK	22

2. Zielsetzung der Arbeit   27

3. Patienten und Methodik   29

3.1. Patienten	29
3.1.1 Patientenvoraussetzungen	29
3.1.2 Alters-,Geschlechts - und Berufsstruktur	29
3.1.3 Anamnestische Angaben	32
3.1.3.1 Schmerzdauer	32
3.1.3.2 Vor/ Begleiterkrankungen und Medikamente	32

3.2 Methodik ... 33
   3.2.1 Methodik der Anamnese und Untersuchung ... 33
      3.2.1.1 Standarddiagnostik ... 33
      3.2.1.2 Erheben der Patientendaten ... 34
   3.2.2 Methodik der Behandlung ... 35

3.3 Kasuistische Behandlungsabläufe ... 37

4. Ergebnisse ... 39

4.1 Analyse der Therapieergebnisse ... 39
   4.1.1 Darstellung der Wirksamkeit der indirekten Grenzstranginjektion nach MINK bei der Behandlung des akuten Radikulärsyndroms ... 39
   4.1.2 Einfluss der Injektionsanzahl auf den Therapieerfolg ... 43

4.2. Analyse der Therapieversager ... 45

5. Diskussion ... 46

6. Schlussfolgerungen ... 69

7. Zusammenfassung ... 70

Literaturverzeichnis ... 72

1. Einleitung

1.1 Thema

Gegenstand der vorliegenden Arbeit ist die Behandlung des akuten lumbalen Radikulärsyndroms. Dieses akute Syndrom, das hier ätiologisch auf ein fassbares morphologisches Substrat, nämlich auf einen Bandscheibenvorfall mit Kompression der Nervenwurzel beruht, ist äußerst schmerzhaft. Es erfordert eine möglichst schnelle und adäquate Therapie, auch um einer Chronifizierung des Schmerzgeschehens vorzubeugen.

Dieses Erfordernis war ein maßgeblicher Beweggrund für die Zielsetzung der Arbeit, die Wirksamkeit der indirekten Grenzstranginjektion nach MINK an Patienten über einen längeren Zeitraum in meiner praktischen Tätigkeit als Ärztin zu untersuchen sowie die Eignung, die Methodik und den Therapieerfolg dieser Injektionstechnik zu bewerten.

Dabei erwies es sich als unerlässlich, eine themenorientierte inhaltliche Literaturanalyse durchzuführen. Ein besonders Augenmerk galt der Beantwortung der Frage, inwieweit und mit welchem Ergebnis die indirekte Grenzstranginjektion nach MINK zur Behandlung des akuten Radikulärsyndroms beim lumbalen Bandscheibenvorfall bereits Eingang und Verbreitung in der Praxis gefunden hat. Weiterhin sollte geklärt werden, ob in der Literatur veröffentlichte Therapieergebnisse mit den eigenen Therapieergebnissen vergleichbar sind.

1.2 Das akute Radikulärsyndrom durch lumbalen Bandscheibenvorfall

1.2.1 Epidemiologie

Die Häufigkeit von Rückenschmerzen, die auf bandscheibenbedingte Erkrankungen zurückzuführen sind, beträgt unter Erwachsenen in Deutschland gegenwärtig 40% zu jedem Zeitpunkt der Untersuchung (Punktprävalenz), 70% bezogen auf ein Jahr (1 Jahres Prävalenz) und 80% -100% bezogen auf die Lebenszeitprävalenz, wobei die Annäherung an 100% durch die ständige Steigerung der Lebenserwartung erreicht wird. Etwa 10% der Fälle werden chronische Schmerzsyndrome.

Die Rückenerkrankungen führen in den Statistiken der Krankheitsarten.
Fast 70% der bandscheibenbedingten Erkrankungen betreffen die Lendenwirbelsäule.
Männer sind etwas häufiger betroffen als Frauen [3].

1.2.2 Definition

1.2.2.1 Akuter Rückenschmerz

Der akute Rückenschmerz ist definiert als intensiver Schmerz, der innerhalb kurzer Zeit (wenige Stunden bis maximal einen Tag) und plötzlich (nach sechsmonatiger Schmerzfreiheit) aufgetreten ist und noch nicht länger als drei Monate besteht [3, 34].

1.2.2.2 Bandscheibenvorfall

Die Bandscheibe, Discus intervertebralis, befindet sich zwischen zwei Wirbelkörpern und dient der gleichmäßigen Kräfteverteilung auf den ganzen Wirbelquerschnitt.
Sie besteht aus einem weichen druckelastischen Gallertkern (Nucleus pulposus), einem umgebenden, in Schichten fest verflochtenen Faserknorpelring (Anulus fibrosus) und ist über hyaline Knorpelplatten (Sharpey – Fasern) fest mit dem angrenzenden Wirbelkörper verbunden. An ihrer ventralen und dorsalen Seite wird die Bandscheibe vom vorderen und hinteren Längsband (Ligamentum longitudinale anterius und posterius) umschlossen [20, 131].
Histologisch bestehen Nucleus pulposus und Anulus fibrosus aus Kollagenen und Proteoglykanen in fibrokartilaginärer Grundsubstanz mit der Fähigkeit der Wasserbindung. Mit zunehmendem Alter geht der Wassergehalt in beiden Teilen von ca. 90% auf 70% zurück.

In Höhe der Bandscheibe befinden sich die Zwischenwirbellöcher (Foramina intervertebralia). Die aus den Foramina intervertebralia ziehenden Spinalnerven haben direkten Kontakt mit der posterolateralen Fläche der Bandscheibe. Der Sympathikus verläuft an der anterolateralen Fläche der Bandscheibe und steht über die Rami communicantes in direkter Verbindung zum Spinalnerv.

Der Discus intervertebralis wird von den sinuvertebralen Nerven, den Rami communicantes und dem Truncus sympathicus versorgt [24, 58].

Abbildung 1.   Lagebeziehung und Aufzweigung des N.spinalis (nach Krämer)

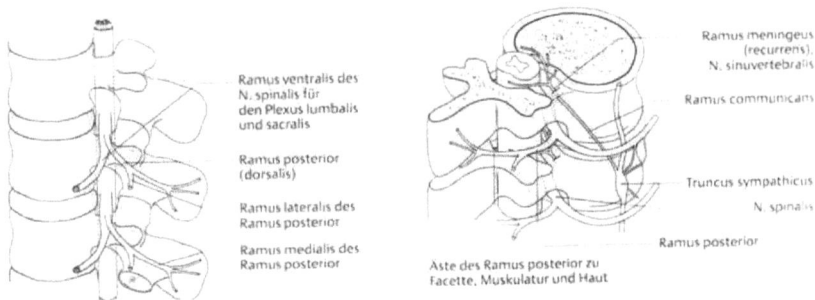

Die Bandscheiben gehören zu den bradytrophen Geweben und der Stoffaustausch erfolgt vor allem durch Diffusion oder Osmose. Dabei spielt der Wechsel zwischen hydrostatischem und onkotischem Druck, wie er bei Bewegung gegeben ist, eine wichtige Rolle.

Bei Bewegungsmangel kommt es über eine ungünstige Druckverteilung zu einer Verminderung des Flüssigkeits- und Nährstoffaustausches.
Die verschlechterte Stoffwechsellage führt zu einer Änderung der chemischen Zusammensetzung und der anatomischen Struktur der Bandscheibe mit Umbau in eine mindere Qualität.

Durch das Auftreten von hohem Quelldruck im Inneren der Bandscheibe und Rissbildungen im Anulus fibrosus kann Bandscheibengewebe in alle Richtungen hervortreten.

Als Bandscheibenvorfall wird der Austritt von Bandscheibengewebe (Teile des Nucleus pulposus, Fasern des Anulus fibrosus, hyaliner Knorpel) durch den perforierten Anulus fibrosus in Richtung Spinalkanal, mit möglicher Kompression der Nervenwurzel oder des Rückenmarkes, bezeichnet.
Das ausgetretene Bandscheibenmaterial verlagert sich am häufigsten nach postero- oder dorsolateral in Richtung Nervenwurzel.

Abbildung 2.   Formen des dorsalen Bandscheibenvorfalls (nach Junghanns)

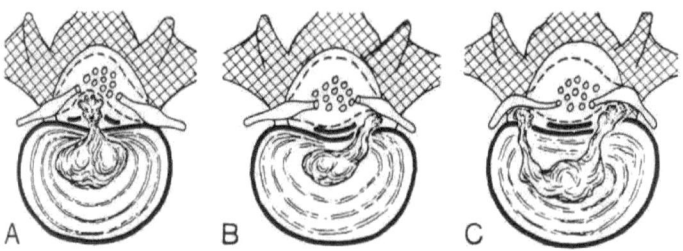

A posteromedial mit Zerreißung des hinteren Längsbandes
B posterolateral einseitig
C doppelseitig
[2, 24, 35, 42, 58, 81, 82, 87, 128].

1.2.2.3 Radikulärsyndrom

Als Radikulärsyndrom werden die Symptome bezeichnet, die ein Bandscheibenvorfall nach dorso(postero)lateral mit Kompression der Nervenwurzel hervorruft.

Erstes Symptom ist oft der in das Versorgungsgebiet der betroffenen Wurzel ausstrahlende sehr intensiv wahrgenommene Schmerz.

Weitere Symptome sind:
- positives Lasegue-Zeichen
- dermatombezogene Sensibilitätsstörungen (betreffen ausschließlich die Algesie)
- Reflexdefizite
- motorische Störungen
- umschriebene Muskelatrophien

Bandscheibenvorfälle treten aufgrund anatomischer Besonderheiten bevorzugt in bestimmten Lendenwirbelsäulenabschnitten auf.

Beim dorsolateralen Vorfall wird meist die einen Wirbel tiefer gelegene Wurzel komprimiert. Dies ergibt sich aus den entwicklungsgeschichtlich bedingten Lagebeziehungen der Rückenmarkssegmente zu den entsprechenden Wirbelkörpern.

So betreffen Läsionen am häufigsten die Nervenwurzel L5 (beim Bandscheibenvorfall L4/5) und S1 (beim Bandscheibenvorfall L5/S1), seltener (weniger als 10%) die Wurzel L4.

Eine Wurzelschädigung L5 führt zu einer Schmerzausstrahlung in das Bein seitlich bis zur Großzehe, einer Sensibilitätsstörung im entsprechenden Dermatom sowie einer motorischen Schädigung der Kennmuskeln (Musculus extensor hallucis longus, Musculus extensor digitorum longus et brevis) mit Fuß- und Zehenheberschwäche und resultierendem behinderten Fersengang. Der Patellarsehnen- und Achillessehnenreflex bleiben erhalten; der Tibialis-posterior-Reflex kann ausfallen, ist aber nur als diagnostisches Zeichen verwertbar, wenn der Reflex auf der Gegenseite vorhanden ist.

Bei Schädigung der Wurzel S1 strahlt der Schmerz rückwärts in das Bein bis zur Kleinzehenseite, häufig verbunden mit Wadenkrämpfen. Sensibilitätsstörungen finden sich im S1-Dermatom und der Achillessehnenreflex ist abgeschwächt bzw. erloschen. Motorische Ausfälle betreffen den Musculus peroneus longus et brevis und den Musculus triceps surae mit Beugeschwäche des Fußes bzw. der Zehen und gestörtem Zehengang.

Bei dem seltenen L4-Syndrom findet man neben der segmententsprechenden Schmerzausstrahlung eine Abschwächung des Patellarsehnenreflexes.

Das Zeichen nach Lasegue ist die Schmerzauslösung durch Wurzel- und/ oder Nervendehnung beim passiven Heben des gestreckten Beines des Patienten bis 60°. Es ist bei den genannten Wurzelsyndromen positiv, wobei die Auslösbarkeit mit Schwere und Akuität des Krankheitsbildes korreliert [11, 34, 35, 42, 51, 76, 101, 128, 132, 134, 151]

1.3 Klassische Therapie

1.3.1 Evidenzbasierte Leitlinien akuter Rückenschmerz

Die Therapiemaßnahmen sollten beschwerdeorientiert und differenziert eingesetzt werden, mit dem Ziel einer Schmerzreduktion und einer schnellen Wiederherstellung bzw. Erhaltung der Funktion.

Eine Chronifizierung des Schmerzes soll verhindert werden.

Ein realistisches Therapieziel sollte bestimmt werden, auch unter dem Aspekt der schnellstmöglichen Reintegration in das soziale und berufliche Leben.

Akute und chronische Kreuzschmerzen zeigen verschiedene physiologische Reaktionen.

Akute Schmerzen lösen eine sympathisch-adrenerge Reaktion und eine Vagushemmung aus. Der Organismus wird dadurch in Bereitschaft versetzt, durch Schmerz signalisierte Gefahren abzuwenden.

Chronische Schmerzen führen zu einer Verselbstständigung der sympathischen Antwort. Die Bildung von Schmerzengrammen im Sinn der sympathischen Reflexdystrophie fördern die Chronifizierung [13, 76].

Dementsprechend unterscheiden sich die Therapiekonzepte für akute und chronische Schmerzen.

Die Therapiemethoden werden in konservative (nichtoperative) und operative Methoden unterteilt.

Im Folgenden werden die primär konservativen Therapien für den akuten Rückenschmerz aufgezeigt [3].

1.3.2 Medikamentöse Therapie

Es wird evidenzbasiert die Gabe von Analgetika empfohlen. Die medikamentöse Therapie erfolgt nach dem Stufenschema der Schmerztherapie der WHO mit peripher und zentral wirksamen nichtopioid, schwach opioid oder stark opioidhaltigen Analgetika.

Zu den peripher wirkenden Analgetika gehören die Acetylsalicylsäure, Paracetamol und Metamizol. Sie wirken überwiegend peripher über eine Hemmung der Cyclooxygenase und damit der Prostaglandinsynthese aus Arachidonsäure. Prostaglandine steuern die Empfindlichkeit der Rezeptoren gegenüber Schmerzreizen.

Ergänzt werden kann die Gabe von peripher wirkenden Analgetika, z. B. bei ungenügender Wirksamkeit oder um Analgetika zu sparen, durch nichtsteroidale Antirheumatika/ Antiphlogistika (NSAR) und Coxibe.

Bei den peripher wirkenden Analgetika sind in Abhängigkeit von der Dosierung überwiegend gastrointestinale, hepatische und renale Nebenwirkungen zu beachten.

Zentral wirkende Analgetika sind Substanzen, die umfassend als Opioide bezeichnet werden. Umfasst werden alle Agonisten und Antagonisten mit morphinartiger Wirkung.

In der akuten Schmerztherapie werden hauptsächlich synthetische Morphinantagonisten eingesetzt. Sie entfalten ihre Wirkung am Opiatrezeptor. Dieser aktiviert das schmerzhemmende System des Rückenmarks und zentraler Hirnstrukturen.

Dadurch wird die Schmerzperzeption herabgesetzt. Eine zurückhaltende Indikation sollte wegen des Risikos einer Toleranz- und Abhängigkeitsentwicklung erfolgen.

1.3.3 Physikalische Therapie

Die physikalische Therapie ist beim akuten Radikulärsyndrom eine Begleittherapie. Der akute Schmerz lässt sich allein nur mit physikalischen Maßnahmen nicht beherrschen.

Entgegen früherer Therapieformen mit Schonung bis hin zur Bettruhe steht die Aktivierung des Patienten im Vordergrund.

In der akuten Schmerzphase des bandscheibenbedingten Radikulärsyndroms kommen zunächst passive physikalische Maßnahmen geringer Reizstärke in Form der Extensionsbehandlungen zur Anwendung. Sie führen zu einer Abflachung der Lendenlordose und damit zu einer funktionellen Entlastung des betroffenen Segments.

Es zählen hierzu vorsichtige Dehnungen der Lendenwirbelsäule in Form von Lagerungen (z. B. Stufenbettlagerung), Traktionen im Wasser (Schwebebäder, Bewegungsbad), am Schlingentisch oder manuell.

Elektrotherapeutische -und dosierte Wärmeanwendungen aus dem Bereich der Hydrotherapie dienen der Detonisierung reflektorisch verhärteter Muskulatur und damit Linderung sekundärer Schmerzen.

Nach Abklingen der akuten Phase kommen aktive Techniken der Krankengymnastik zum Einsatz, die einen Abbau von muskulären Dysbalancen, eine Stabilisierung der Lendenwirbelsäule und eine Korrektur motorischer Stereotype zum Ziel haben sollten.

Sinnvoll ist ein Muskelfunktionstest zur gezielten Feststellung muskulärer Defizite. Es wird die Kraft einzelner Muskeln oder Muskelgruppen, die eine funktionelle Einheit bilden, untersucht sowie Bewegungsabläufe analysiert (einfache motorische Stereotype). Auf dieser Basis wird ein individuelles Muskelübungsprogramm für den Patienten erstellt [31, 79, 121, 122].

Es gilt der Grundsatz, erst die tonischen, zur Verkürzung neigenden Muskeln mit überwiegender posturaler (Haltungs-) Funktion zu dehnen und anschließend die zur Abschwächung neigenden Muskeln zu kräftigen.

Die Stabilisierung der Lendenwirbelsäule wird über die Dehnung der Rückenstrecker-und Oberschenkelmuskulatur (Musculus erector spinae, Musculus iliopsoas, Musculus quadriceps) und Kräftigung der Bauch- und Gesäßmuskulatur (Musculi obliquii et transversus abdominis, Musculi glutei) erreicht. Dabei richtet sich das Becken auf und führt zu einer Delordosierung mit Entlastung der Lendenwirbelsäule [8, 120, 136].

Eine Haltungsschulung und Änderung stereotyper Bewegungsabläufe erfolgt über das Bewusstmachen der Fehlhaltung und Abbau krankhafter Reflexketten (Zwangshaltungen) mit Techniken aus der funktionellen Bewegungslehre (z.B. nach „Kleinvogelbach" oder „ kurzer Fuß" nach Janda) [25, 79, 96, 114,120].

Weiterhin können in der subakuten Phase häufig auftretende Blockierungen (Störungen des Gelenkspiels) der kleinen Wirbelgelenke oder der Iliosacralgelenke durch gezielte manualtherapeutische Maßnahmen beseitigt werden [25, 43, 51, 59, 84, 117, 141].

1.3.4 Therapeutische lokale Injektionsbehandlung

Bei der therapeutischen lokalen Injektionsbehandlung werden schmerzstillende und entzündungshemmende Medikamente im Schmerzgebiet (lokal) angewendet.

Besonders beim akuten Rückenschmerz werden primär spezielle Injektionstechniken eingesetzt, die direkt am Entstehungsort des Schmerzes, an der Nervenwurzel oder am Spinalnerv angreifen. Sie zählen nach KRÄMER zu den segmentnahen Injektionen, weil sie „unmittelbar am und im Wirbelkanal" zur Anwendung kommen [87].

Diese speziellen Injektionstechniken werden zu den minimalinvasiven Behandlungsmethoden an der Lendenwirbelsäule gezählt und klassifiziert in:

    a) periradikuläre Injektionen

    b) Facetteninfiltrationen

    c) epidurale Injektionen

    d) intrathekale Injektionen

Die verwendeten Medikamente sind Lokalanästhetika, Steroide, und Homöopathika.

Die reine Injektion von Lokalanästhetika wird als therapeutische Lokalanästhesie (TLA) bezeichnet [48, 57, 84, 87, 102, 132].

Lokalanästhetika sind Substanzen, die reversibel und örtlich begrenzt die Erregungsleitung in Nervenendigungen, peripheren Nerven und Nervenwurzeln blockieren. Physiologisch kommt es selektiv zu einem Verschluss der Natriumkanäle am schmerzvermittelnden sensiblen Endorgan (Nociceptor) mit Bremsung des Aktionspotentials. Die Schmerzempfindung wird unterbrochen.

Lokalanästhetika sind schwach basische aromatische Amine. Die Moleküle bestehen aus einer hydrophilen Aminogruppe, welche über eine Ester -oder Amidbindung mit einem lipophilem aromatischen Ring verbunden sind. Dadurch sind sie lipid -und wasserlöslich.

Die Lipidlöslichkeit bewirkt eine schnelle Diffusion der Lokalanästhetika und eine Penetration durch die Phospholipidmembranen des Nervengewebes. Die Wasserlöslichkeit bestimmt den Ionisationsgrad, der für die blockierende Wirkung auf die Natriumkanäle erforderlich ist.

Je nach Art der vorliegenden Bindung werden chemisch die Lokalanästhetika eingeteilt in:

      a) Ester: Procain, Benzocain, Tetracain (Schleimhautanästhetikum)

      Cocain (Alkaloid Erythroxylon coca aus den Blättern des

      Cocastrauches)

      b) Säureamide: Lidocain, Bupivacain, Mepivacain

Abbildung 3.   Strukturmerkmale der Lokalanästhetika (nach Markwardt)

Lokalanästhetikum (Typ)	lipophiler Anteil	Zwischenkette	hydrophiler Anteil
Cocain (Ester)	⌬	OCH₃ \ C=O \ HC—C—O—CH \ H₂C	CH—CH₂ \ N—CH₃ \ CH—CH₂
Procain (Ester)	H₂N—⌬	O \ ‖ \ C—O—CH₂—CH₂—	N(C₂H₅)₂
Lidocain (Amid)	⌬ (CH₃, CH₃)	O \ ‖ \ N—C—CH₂— \ H	N(C₂H₅)₂
Propipocain (Keton)	H₇C₃—O—⌬	O \ ‖ \ C—CH₂—CH₂—	N⌬

Der Haupteinsatz der Lokalanästhetika geschieht zur Nervenblockade, wobei ein schneller Wirkungseintritt und eine lange Wirkungsdauer angestrebt werden [7, 46, 55, 97, 149, 150].

Die üblich verwendeten Lokalanästhetika sind Lidocain, als schnell wirksames Präparat mit nur kurzer Wirkdauer, und Bupivacain als Langzeitanästhetikum. Um eine schnelle Abflutung aus dem Gewebe zu vermeiden, werden den Lokalanästhetika Vasokonstriktiva zugesetzt.

Bei den Steroiden kommen häufig Triamcinolonacetonid und Dexamethason-21-palmitat zum Einsatz

1.4 Neuraltherapie

1.4.1 Definition und Wirkprinzipien

Die Neuraltherapie ist die Behandlung von Funktionsstörungen, Entzündungen und darauf basierenden Schmerzzuständen mit Lokalanästhetika. Dabei nutzt die Neuraltherapie nicht die anästhesierenden, sondern die systemischen Wirkungen der Lokalanästhetika, wie sie in zahlreichen Studien bereits belegt wurden [6, 14, 16, 38, 60, 61, 62 ,65 ,67, 69, 108, 118, 142].

Die Abgrenzung zur therapeutischen Lokalanästhesie erfolgt aus dem unterschiedlichen Therapieziel heraus.

Bei der therapeutischen Lokalanästhesie ist die Schmerzausschaltung durch eine Anästhesie der Nerven das Therapieziel. Sensible Afferenzen sollen möglichst langandauernd ausgeschaltet werden. Dies geschieht durch den Einsatz von Lokalanästhetika mit langer Halbwertszeit und Vasokonstriktionsmitteln in höherer Dosierung.

Bei der Neuraltherapie ist das Therapieziel eine kausale Behandlung von Schmerzzuständen. Mittels Einbeziehung der Störfeldbehandlung werden nociceptive Reflexe auf segmentaler und übersegmentaler Ebene unterbrochen und sympathische pathologische Efferenzen blockiert. Zusätzlich können zentrale deszendierende Hemmmechanismen aktiviert werden.

Die therapeutische Wirkung der Neuraltherapie übertrifft deutlich den anästhesierenden Effekt der Lokalanästhetika. Die Anästhesie ist zweitrangig und kann eigentlich vernachlässigt werden. Es kommen deshalb nebenwirkungsarme Lokalanästhetika mit kurzer Halbwertzeit, ohne Vasokonstriktionsmittel in geringer Dosierung zur Anwendung [10, 16, 68].

Grundprinzip der Neuraltherapie ist die Unterbrechung der pathologischen Reizung des vegetativen Nervensystems, speziell des Sympathicus, mit der Folge der Normalisierung seiner Funktion.

HAHN-GODEFFROY beschreibt die Neuraltherapie als die „gezielte Beeinflussung von örtlich begrenzten oder auch Allgemeinstörungen des Organismus unter Zuhilfenahme des vegetativen Nervensystems. Dabei werden periphere und/ oder zentrale Strukturen des Vegetativums durch gezielte Umflutung mit Procain reversibel blockiert" [62].

Das vegetative Nervensystem, bestehend aus Sympathicus und Parasympathikus, steuert die Durchblutung, regelt die Organfunktionen und das innere Milieu des Körpers. Diese Vorgänge laufen unwillkürlich oder autonom überwiegend auf Reflexbögen ab. Sie scheinen nach kybernetischen (Steuerungs- und Regelungs-) Prinzipien von Homöostase und Ökonomie unter Einbeziehung des Hormonsystems zu erfolgen.

Diese Anpassung an die Umwelt und die Aufrechterhaltung der Homöostase heißt Regulation. Regulationsvorgänge finden in Regelkreisen statt.

Die Regelkreise bestehen aus einer Regelstrecke, einer Regelgröße (z.B. Körpertemperatur, Kreislauffunktionen, Biosynthesen), einem Fühler, der den Istwert anzeigt und einem Regler (Regelzentrum), der Ist- und Sollwert miteinander vergleicht und gegebenenfalls korrigiert. Die verschiedenen Regelkreise (nervale, hormonelle, humorale, zelluläre) sind untereinander vernetzt und voneinander abhängig.

Abbildung 4.   Darstellung vernetzter Regelkreise (nach Fischer)

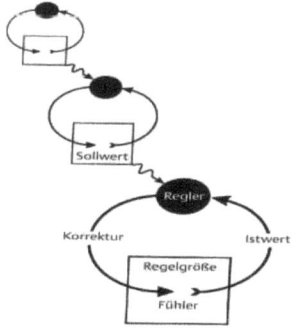

Die Reizbarkeit des Sympathicus ist in der Peripherie am größten. Im Unterschied zum somatischen Nervensystem setzen wiederholte Reize oder ein einmalig starker Reiz dessen Reizschwelle anhaltend herab. Dadurch können bereits „physiologische" Reize eine pathologische Antwort hervorrufen.

Der Reiz wird auf afferentem Weg zentralwärts und auf efferentem Weg nach peripher weitergeleitet, über den sympathischen Reflexbogen auch proximal der Reizquelle. Diese Eigenschaft des vegetativen Nervensystems ist Grundlage für das Störfeld.

Als Störfeld wird ein Gewebebezirk bezeichnet, der auf eine Schädigung durch Adaptation und Kompensation reagiert hat. Er befindet sich jedoch in einem chronisch pathologischen Reizzustand.

Nach PISCHINGER und HEINE ist dieser Gewebebezirk subchronisch, meist abakteriell entzündet und besteht aus nicht abbaufähigen körpereigenen lymphozytär-plasmazellulären und leukozytären Infiltraten (z.B. defektgeheilte Narben) oder aus körperfremden nicht abbaufähigem Material (exogene Fremdkörpereinlagerungen wie Talkum, Metallteile, Tätowierungen u.a.). Diese veränderten Eiweißstrukturen können in der Peripherie eine erhöhte nociceptive Reizbarkeit auslösen.

Die pathologischen Afferenzen werden über sensomotorische und sympathische Fasern zu supraspinalen und kortikalen Zentren weitergeleitet und führen zu entsprechenden Efferenzen.

Diese minimalen Dauerreize wechselnder Intensität belasten vegetative Regelkreise. Die Reaktionen sind meist unterschwellig und rufen keine Lokalsymptome hervor. Das Störfeld wird vom Patienten nicht wahrgenommen.

Werden nun die verschiedenen Regelkreise durch diese Dauerreize oder durch sekundäre Reizung instabil, kommt es zu einer Überforderung der entsprechenden Regulationsmechanismen mit Auftreten von lokalen oder allgemeinen Störungen des vegetativen Nervensystems, die als Schmerzsyndrome in Erscheinung treten können [10,12, 16, 100, 129].

DOSCH bezeichnet die Reharmonisierung der gestörten Regelkreise durch die Neuraltherapie als „elektrobiologische Rehabilitation"[39].

Die morphologische Basis der Wirkweise der Neuraltherapie bildet die extrazelluläre Matrix (ECM). PISCHINGER beschrieb sie bereits in den 50er Jahren. Er verwies darauf, dass der Zellbegriff eine morphologische Abstraktion wäre und nur in Verbindung mit dem Lebensmilieu der Zelle sinnvoll ist. Er bezeichnete die extrazelluläre Matrix auch als Zelle-Milieu-System oder Grundsubstanz.

In der Grundsubstanz liegen das vegetative Nervensystem in Form feinster Geflechte (Terminalreticulum), die Nervenendigungen, die Kapillaren (Endstrombahn) und die Zellmembranen. Sie dient der Informationsübertragung zwischen den Zellen [40, 47, 112].

HEINE definiert die extrazelluläre Matrix als einen Verband hochpolymerer Zucker-Protein-Komplexe wie Glucosaminglykane, Proteoglykane, Struktur- und Vernetzungsglykoproteine (Kollagen, Elastin, Fibronectin u.a.m.), der alle Zellen untereinander verbindet und über terminale vegetative Nervenfasern an das Zentralnervensystem sowie über die Endstrombahn an das Endokrinium anschließt. Beide Systeme sind im Gehirnstamm miteinander verschaltet. Nach HEINE entsteht die Information „Schmerz" in der Grundsubstanz.

Durch die Fähigkeit des negativ geladenen Zuckers, Wasser zu binden und einwertige gegen zweiwertige Kationen auszutauschen, weist die Grundsubstanz eine charakteristische elektrostatische Ladung auf. Diese reagiert auf jede Veränderung in der Grundsubstanz mit Potentialschwankungen und führt über Gegenregulation zur Isoionie, Isoosmie und Isotonie, als eine wichtige Voraussetzung zur Homöostase im Organismus [69].

Die wechselseitigen Beziehungen zwischen Endstrombahn (Kapillaren, Lymphgefäße), ECM (Grundsubstanz), terminalen vegetativen Axonen, Bindegewebszellen (Mastzellen, Fibroblasten u.a.) und Organparenchymzellen bezeichnet HEINE als Grundregulation [47, 66, 67, 68].

Abbildung 5.   Schema der Grundregulation (nach Heine)

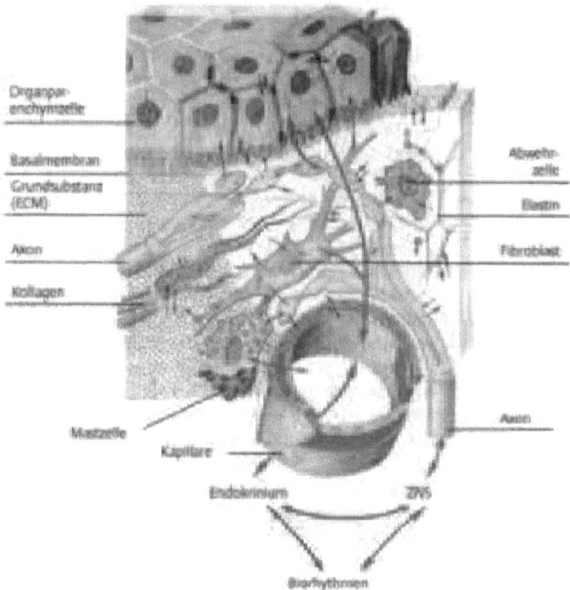

Im Erkennen von Abhängigkeit und Zusammenwirken aller Systeme kommt man der Wirkweise der Neuraltherapie am nächsten.

Eine weitere mögliche Wirkung der Neuraltherapie postuliert HEINE. Er beschreibt den analgetisch -anästhetischen Effekt der Neuraltherapie über die Beeinflussung des peripheren antinociceptiven und antiinflammatorischen Endocannabinoidsystems durch Bildung von Endocannabinoidanaloga. Endocannabinoide werden ubiquitär, in der Peripherie von Makrophagen und Lymphozyten, im ZNS von Glia-und Microgliazellen gebildet. Endogene Endocannabinioide wirken schmerzlindernd und antiinflammatorisch durch eigene periphere und zentralnervöse Endocannabinoid-Rezeptoren auf nociceptiven Axonen sowie durch Besetzung der auf Schmerzfasern gelegenen exzitatorischen Vanilloidrezeptoren [66, 69].

Die zwei Formen der Neuraltherapie sind:

    a) die Segmenttherapie

    b) die Störfeldtherapie.

Die Segmenttherapie ist die Anwendung von Procain im Bereich des Schmerzes und wird vorzugsweise beim akuten Schmerz angewendet.

Der Begriff „Segment" umfasst in der Neuraltherapie nicht nur das klassische Segment des somatischen Nervensystems, sondern das in alle Richtungen verschaltete (zu Haut, Muskulatur, Knochen, innere Organe) Segment des Sympathicus. Diese Verschaltung verläuft über viscero-cutane, kuti-viscerale, viscero-somato-motorische Reflexbahnen und wird als „segmentreflektorischer Komplex bezeichnet".

Durch die Segmenttherapie im Sinne der Neuraltherapie werden neben pathologischen Reaktionen des sensomotorischen Systems auch „segmentferne" Störungen über den sympathischen Leitungsbogen und Umschaltung auf spinaler Ebene behoben [10, 17, 47].

Die Segmentinjektionen erfolgen:

- an hyperalgetische Hautpunkte in Form von intracutanen Quaddeln
- an Triggerpunkte und Maximalpunkte in der Muskulatur
- an Gelenkstrukturen
- in Muskel -oder Sehnenansätze
- an Nerven -und Nervenwurzeln
- an und in Arterien (nur zentrifugal, nie zum ZNS!)
- an sympathisch-parasympathische Ganglien und sympathischen Grenzstrang

[12, 13, 14, 16, 39, 47]

Zu den lumbalen Injektionstechniken an Nerven und Nervenwurzeln zählen:

a) die indirekte Grenzstranginjektion nach MINK
b) die direkte Grenzstranginjektion
c) die Injektion an den Plexus lumbalis (obere Ischiaswurzel)
d) die monoradikuläre Wurzelblockade nach Fervers und Shaw

e) die Injektion an den Plexus sacralis nach Härtel (untere Ischiaswurzel)

f) die epidurale Kaudalanästhesie bzw. Injektion an das Ganglion impar

Bei der <u>Störfeldtherapie</u> erfolgt die Injektion im Sinne eines kausalen Therapieansatzes an das schmerz-oder krankheitsauslösende Störfeld, bevorzugt bei chronischen und therapieresistenten Erkrankungen.

Zusammenfassend kann festgestellt werden:

Die Neuraltherapie ist ein Therapiekonzept, eine ganzheitlich orientierte Form der Regulationstherapie. Sie ist dann erfolgreich, wenn diagnostisch die schmerz- und reizauslösende Struktur erkannt ist und dort die Behandlung ansetzt.

Die Neuraltherapie wird auch zu den Reflextherapien gezählt, wie die manuelle Therapie und die Akupunktur [15, 54, 117].

Seit der Gründung der „Internationalen medizinischen Gesellschaft für Neuraltherapie nach Huneke Regulationstherapie e.V." 1958 wird sie auch „Neuraltherapie nach Huneke" bezeichnet, da hauptsächlich die Brüder HUNEKE diese als Behandlungsmethode 1925 bis in die 1960er Jahre entwickelten.

Auf Grund seiner besonderen Eigenschaften ist das klassische Neuraltherapeutikum das Procain [9, 12, 13, 14, 16, 39, 40, 62, 63].

1.4.2 Procain

Das Procain als Lokalanästhetikum wurde 1904 von Einhorn synthetisiert.

Procain ist basisch und gehört pharmakologisch in die Gruppe der Lokalanästhetika vom Estertyp. Es ist ein Paraaminobenzoesäureester, das p-Aminobenzoyl-diaethyl-aminoaethanol-hydrochlorid (Struktur s. Kapitel 1.2.4, Abb.3.)

Wie alle Lokalanästhetika besteht es aus einer hydrophilen Aminogruppe und einem lipophilem aromatischen Ring. Beide sind über eine Esterbindung miteinander verbunden. Procain ist lipidlöslich und durch Zusatz von Hydrochloriden (z.b. als Injektionslösung) wasserlöslich.

Procain wird durch die überall im Körper vorkommende Pseudocholinesterase in die beiden Metaboliten Paraaminobenzoesäure (p-Aminobenzoesäure) und Diaethylaminoethylat (DEAE) hydrolysiert. Dieser vorwiegend enzymatische Abbau erfolgt so schnell, dass Procain eine kurze Halbwertzeit von 0,5-1 Stunde besitzt. Die Abbaugeschwindigkeit im menschlichen Plasma beträgt 1,2 mmol/ml und h. Procain ist deshalb nebenwirkungsarm und es gibt ein nur geringes Anaphylaxierisiko. Häufig wird beim Procain die gefäßdilatorische Wirkung mit Rötung der Haut als Allergie fehlgedeutet [39, 62].

Procain greift an der Zellmembran an.

Die Zellmembran besteht vorwiegend aus doppelschichtig angeordneten Phospholipiden, in die Proteine eingelagert sind, die u.a. den Durchlass von polaren Ionen steuern. Erregbare Strukturen besitzen ein ungleiche Ionenverteilung von Natrium (Na), Kalium (K) und Calcium (Ca) zwischen extra- und intrazellulärer Flüssigkeit. Dadurch kommt es zu einem Potentialunterschied, der als Ruhemembranpotential bezeichnet wird. Es beträgt für Muskel- und Nervenzellen je nach Zelltyp -60 bis -100mV.

Durch Reizung kommt es zu einer Zunahme der Na-Leitfähigkeit mit Depolarisation und es entsteht ein Aktionspotential. In der nachfolgenden Repolarisation schließen sich die Na-Kanäle und die K-Kanäle öffnen sich und stellen das ursprüngliche Membranpotential wieder her. Die Fortleitung der Erregung geschieht über die Weiterleitung der Aktionspotentiale.

Procain blockiert die Na -Kanäle. Die Depolarisation wird aufgehoben. Weitere Reize können nicht mehr die Natriumpermeabilität erhöhen und eine neue Depolarisation wird verhindert. Die Weiterleitung der Erregungswelle in Form der Aktionspotentiale ist unterbrochen. Dabei weisen die dünnen, vegetativen C-Fasern eine größere Empfindlichkeit gegenüber Procain, als die dickeren A -und B-Fasern auf.

Procain hemmt den Sympathicus, indem es die Erregbarkeit der peripheren Cholinreceptoren blockiert und dadurch die Acetylcholinbildung hemmt. Es wird deshalb auch als Sympathicolytikum oder Betarezeptorenblocker bezeichnet [39, 52,74, 91].

Die pharmakologischen Wirkungen des Procains beruhen vermutlich aus einer „Dreifach-Medikation", nämlich aus Procain und den Spaltprodukten Paraaminobenzoesäure und Diaethylaminaethanol [63].

Nach HEINE verbindet sich der Procainmetabolit Diaethylaminoethylat (DEAE) mit der bei entzündlichen Prozessen entstehenden Arachidonsäure zu Endocannabinoidanaloga. Diese hemmen den Abbau der Fettsäureamidhydrolase, die ihrerseits die Endocannabinoide hydrolysiert. Dadurch steigt der endogene Endocannabinoidspiegel an. Über Besetzung der Vanilloidrezeptoren kommt es zur Schmerzhemmung [67].

Abbildung 6. Wirkmechanismus der Neuraltherapie mit Procain (nach Heine)

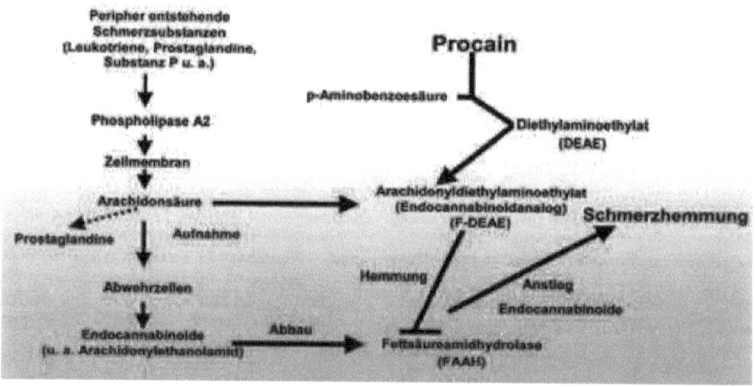

Das Procainspaltprodukt p-Aminobenzoesäure soll ein Antihistaminikum und integraler Bestandteil der Folsäure sein. Es soll über eine Esterbindung mit dem in zellulären Membranen vorkommenden Ceramid mitochondriale Schädigungen mit nachfolgender Zellnekrose verhindern. Dies ist von besonderer Bedeutung für den Schutz und die Regeneration des Gefäßendothels [68].

Die antihistaminische Wirkung des Procain wurde im Tierversuch bestätigt. FLECKENSTEIN et al konnten den im Rahmen eines Shwartzman-Sanarelli-Phäomens entstehenden anaphylaktischen Schock durch intravenöse Procaininjektion verhindern [61].

Procain kann die Funktion von Thrombozyten beeinflussen. Es soll die Aggregation hemmen und die Fibrinolyse fördern [30, 60, 144].

Mehrere Autoren beschrieben einen möglichen Einfluss des Procains auf das Entzündungsgeschehen über inhibierende Mechanismen der unspezifischen Immunregulation. In vivo und in vitro Studien wurde eine Hemmung spezifischer Entzündungsmediatoren, der Chemotaxis und der Sauerstoffradikalbildung nachgewiesen [6, 38, 65, 118, 142].

OETTMEIER et al. behandelten Patienten mit chronisch entzündlichen Erkrankungen mittels Procaininfusion und beschrieben neben einer Schmerzreduktion auch einen Rückgang des erhöhten Entzündungsparameters C-reaktives Protein (CRP) [108].

EICHHOLTZ et al haben einen eigenständigen kapillarabdichtenden Effekt für das Procain festgestellt [61, 103].

Die Arbeitsgruppe VILLAR-GAREA et al hat eine DNA-demethylierende Wirkung von Procain nachgewiesen. Diese Beobachtung ist unter dem Gesichtspunkt, dass Tumorsupressorgene durch Methylierung inaktiviert werden, von großer Bedeutung [139].

Zusammengefasst hat Procain u.a. folgende pharmakologischen Wirkungen:

-sympathicolytisch

-gefäßdilatativ

-kapillarabdichtend

-entzündungshemmend

-antifibrinolytisch

-antihistaminisch

-muskelrelaxierend

-DNA-demethylierend

Studien zeigen, dass die erzielten pharmakologischen Wirkungen durch die Neuraltherapie mit Procain länger anhalten, als die reine Blockade des Aktionspotentials.

1.4.3 Die indirekte Grenzstranginjektion nach MINK

Die direkte Injektion an den Grenzstrang, auch paravertebrale Infiltration des Ganglion spinale genannt (sog. „Reischauer Blockade"), wird in der Literatur als „nicht ohne Nebenwirkungen" bezeichnet. Es wurden sogar irreversible Schäden nach dieser Injektion beschrieben. (15, 39, 100).

Aus der Eigenschaft des Procains heraus, durch seine Diffusionsfähigkeit Fernwirkung zu erreichen, gab MINK die Anregung für die indirekte Injektion an den Grenzstrang.

Er beschrieb seine Technik wie folgt:

„ ...Eingehen mit der Kanüle...etwa einen Querfinger neben der Linie der Dornfortsätze im Zwischenwirbelraum...parallel zu den Dornfortsatzsätzen in die Tiefe gehen bis in normalerweise 3 – 4 cm Tiefe Knochenkontakt am Wirbelkörper in Bandscheibennähe oder etwas lateral, am Querfortsatz erreicht ist... anwendbar vom Sacroiliacalgelenk bis etwa C3-4" [100].

BECKE nahm diese Anregung auf. Er verbesserte diese Technik unter Einbeziehung der HUA TUO-Punkte aus der Akupunktur.

Da sich MINK um neuraltherapeutische Behandlungen und Techniken große Dienste erworben hat, wird diese Technik auch weiterhin nach ihm benannt.

Technik:

Nachstehend wird die Ausführung der Technik der indirekten Grenzstranginjektion nach MINK anhand von Fotoaufnahmen dokumentiert. Im Einzelnen handelte es sich dabei um folgende Behandlungsschritte:

Abbildung 7.   <u>Aufsuchen des Dorns von LWK 4</u>

Der Patient sitzt leicht nach vorn gebeugt. Die Verbindungslinie beider Darmbeinkämme schneidet den Dornfortsatz von LWK 4.

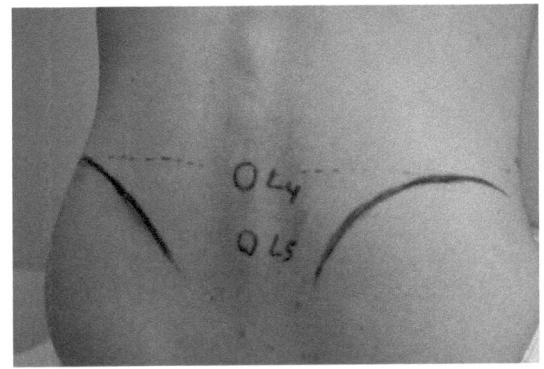

Abbildung 8.   <u>Aufsuchen des Segments L4/5</u>

Das Segment L4/5 wird als intraspinales Grübchen zwischen zwei

Dornfortsätzen ertastet.

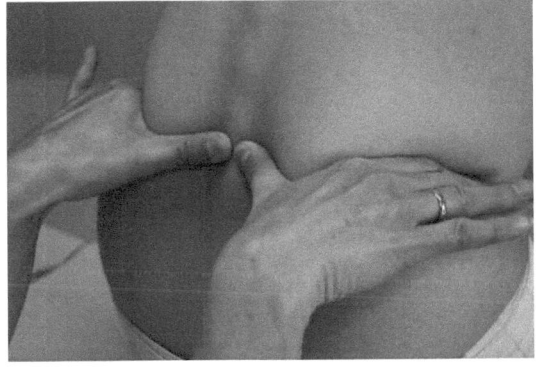

Abbildung 9.   <u>Markieren der Einstichstelle</u>

Von L4/5 aus wird das betroffene Segment aufgesucht und intraspinal

jeweils 1,5cm nach lateral markiert (z.B. wie hier mit sterilem Stiltupfer

und steriler Jodlösung).

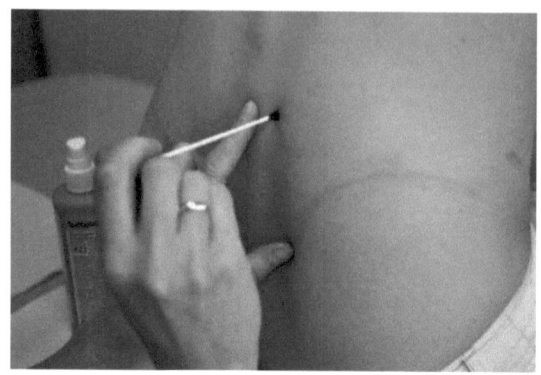

Abbildung 10.   Einstich

An der Markierung sticht man die Nadel zunächst senkrecht zur Haut ein.

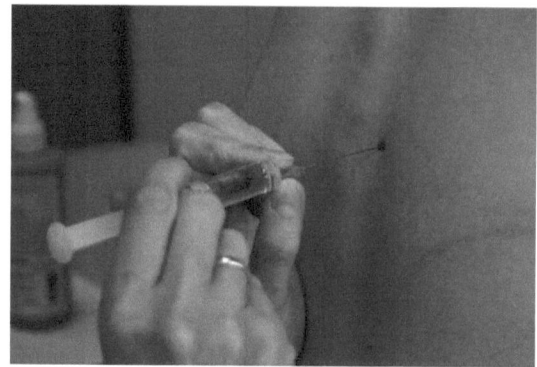

Abbildung 11.   Einführen der Kanüle

Die Kanüle wird leicht sagittal medial aspirierend in die Tiefe bis zum Knochenkontakt (ca.3-4cm) geführt.

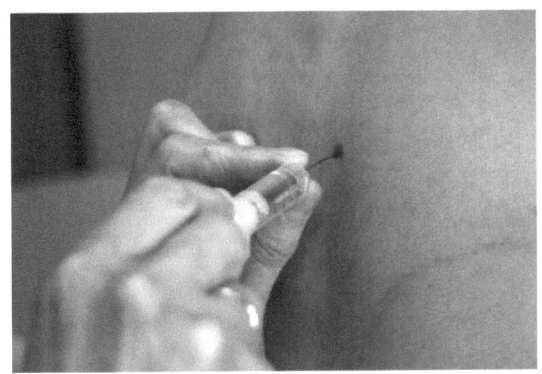

Abbildung 12. <u>Injektion</u>

Nach dem Knochenkontakt wird die Nadel ca. 1mm zurückgezogen, um eine subperiostale Injektion zu vermeiden. Nach negativer Ansaugprobe werden 2-5ml Procain injiziert.

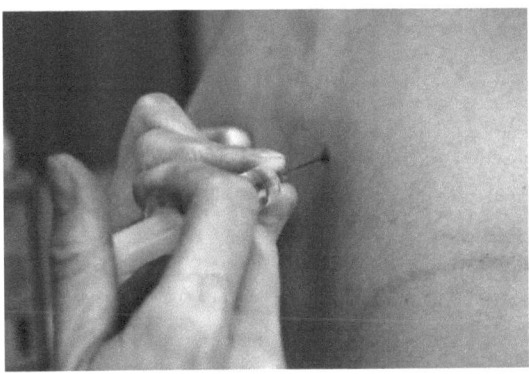

Anatomisch gesehen erreicht die Nadel die kleinen Wirbelgelenke (Facetten) im Bereich der Lamina.

Abbildung 13.   Skizzenhafte Darstellung des Injektionsziels (nach Badtke)

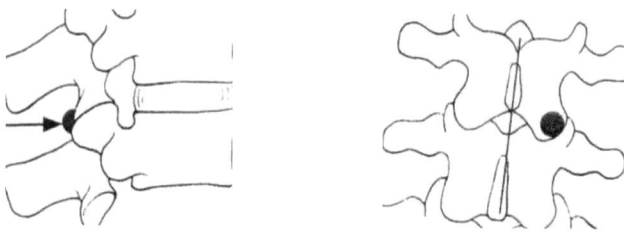

Es kommt zu einer Beeinflussung der Schmerzimpulsleitung über den N. sinusvertebralis und über dorsale und mediale Äste des N. spinalis, die, wie im Abschnitt 1.1.3 beschrieben, die hintere Zirkumferenz des Anulus fibrosus, das Ligamentum longitudinale posterius sowie das Periost in der Umgebung der kleinen Wirbelgelenke und der Dorn -und Querfortsätze versorgen.

Auf Grund der anatomischen Lagebeziehung erreicht das Procain weiter die dorsalen Äste des Ganglion spinale und über die Rami communicantes indirekt den Grenzstrang des Sympathicus [9, 42, 103, 135].

Synonyme für diese Injektionstechnik sind Facetteninfiltration oder Injektion an die kleinen Wirbelgelenke. Die Vorteile dieser Technik sind ihre einfache Handhabung mit sicherer Nadelführung nur bis zum Knochenkontakt sowie die schmerz -und risikoarme Behandlung für den Patienten.

2. Zielsetzung der Arbeit

Das akute lumbale Radikulärsyndrom, hervorgerufen durch einen posterolateralen Bandscheibenvorfall wird nach den aktuellen Therapiestandards primär konservativ behandelt.

Zu den gegenwärtig verwendeten Therapiemethoden zählen spezielle Injektionstechniken direkt am und im Wirbelkanal, wie die epidurale, die intrathekale und die periradikuläre Infiltration. Diese werden auch als minimalinvasive Behandlungsmethoden bezeichnet.

Im Ergebnis der Literaturanalyse ist festzustellen, dass die Autoren für gleiche Injektionstechniken verschiedene Synonyme verwendeten und den Einsatz gleicher Injektionstechniken unterschiedlich bewerteten. Ferner wird ersichtlich, dass am häufigsten die periradikulären und die epiduralen Injektionen mit Röntgendurchleuchtung oder Computertomographie zum Einsatz kommen. Diese mit der Injektionstechnik gekoppelten bildgebenden Verfahren ermöglichen eine schnelle topographische Orientierung und Darstellung der Lage der Injektionsnadel [125, 130, 146,147].

Als Nachteile dieser Methoden werden die Strahlenbelastung des Patienten und der relativ hohe infrastrukturelle Aufwand für Anschaffung, Betrieb, Wartung und Qualitätssicherung der Bildwandler genannt.

Bei den genannten Injektionstechniken werden hochdosiert Steroide verabreicht. Die gleichzeitige Verwendung von Lokalanästhetika, meist mit langer Wirkdauer, geschieht nur mit dem Ziel einer kurzfristigen Analgesie [140, 148].

Im Gegensatz dazu zielen die vorliegenden Untersuchungen darauf, bei akutem lumbalem Radikulärsyndrom durch Bandscheibenvorfall die Ergebnisse der indirekten Grenzstranginjektion nach MINK in einer retrospektiven, unkontrollierten Studie zu evaluieren. Im Ergebnis der retrospektiven Auswertung sollen aussagefähige Daten erhoben werden, da zuvor die einzelnen Parameter im Rahmen eines Schmerztherapiekolloquiums gut dokumentiert worden waren. Diese Daten sollen dazu dienen, folgende Fragen zu beantworten:

1. Kann durch die Anwendung der indirekten Grenzstranginjektion nach MINK die akute radikuläre Schmerzproblematik beim Bandscheibenvorfall gebessert werden?
2. Wie hoch ist die klinische Erfolgsrate?

3. Welche Faktoren beeinflussen den Therapieerfolg? Ist der Therapieerfolg abhängig:

a) vom Alter der Patienten?

b) von der Beschwerdedauer?

c) von der beruflichen Tätigkeit der Patienten?

d) von zusätzlichen Begleiterkrankungen?

e) von psychischen Faktoren?

4. Sind die Therapieergebnisse der Injektionstechnik nach MINK mit denen anderer in der Literatur publizierten lumbalen Injektionstechniken vergleichbar?

5. Ist die Sicherheit dieser Methode zur Durchführung in der ambulanten Praxis gegeben oder kommt es zu schwerwiegenden lokalen oder systemischen Nebenwirkungen?

3. Patienten und Methodik

3.1 Patienten

In einer Praxis für Physikalische Medizin werden vor allem Patienten mit Beschwerden des Stütz- und Bewegungsapparates therapiert. Viele dieser Patienten, insbesondere die Patienten mit akuten Schmerzen, kommen unmittelbar und ohne Überweisung in die Praxis, so dass keine Vorbehandlung erfolgte.

Im Zeitraum von Januar 2002 bis März 2007 wurden insgesamt 378 Patienten mit einem akuten lumbalen Radikulärsyndrom, hervorgerufen durch einen Bandscheibenvorfall, behandelt.

115 Patienten, die alle Einschlußkriterien erfüllten, wurden in die Studie aufgenommen.

3.1.1 Patientenvoraussetzungen

Bei der Patientenauswahl wurden folgende Einschlußkriterien herangezogen:

- akuter Rückenschmerz
- radikuläre Symptome
- aktuell CT-oder MRT gesicherter Bandscheibenvorfall
- Fehlen einer speziellen Kontraindikation gegen eine Procaininjektion
- Fehlen einer allgemeinen Kontraindikation gegen Injektionen, wie z. B. Blutungsneigung
- Einverständnis des Patienten

3.1.2 Alters-, Geschlechts- und Berufsstruktur

Bei den 115 Patienten handelte es sich um 60 Frauen und 55 Männer.

Die Bestimmung der Altersstruktur erfolgte mit Hilfe statistischer Methoden.

Als Erstes wurden der Mittelwert aller Lebensalter und die Standardabweichung berechnet.

Das durchschnittliche Alter der untersuchten Patienten betrug 45 Jahre, mit einer Standardabweichung von +/-13.

Um genauere Aussagen zum Auftreten des akuten Radikulärsyndroms in einer bestimmten Altersgruppe zu erhalten, wurde das jeweilige Alter der Patienten in Lebensdekaden unterteilt. Diese Altersstruktur ist der folgenden Tabelle zu entnehmen.

Tabelle 1.   Altersstruktur der 115 Patienten

Alter in Jahren	Anzahl der Patienten	% Anteil
0-20	0	0%
21-30	12	10%
31-40	40	35%
41-50	25	22%
51-60	18	16%
61-70	15	13%
71-80	5	4%
Insgesamt	115	100%

Es zeigte sich, dass die Altersgruppe zwischen 31-40 Jahren mit 35% am häufigsten eine akute radikuläre Symptomatik aufwies, gefolgt von der Altersgruppe zwischen 41 und 50 Jahre mit 22%.

Zur Analyse der Berufsstruktur, die hauptsächlich die körperliche Belastung der Patienten berücksichtigte, wurden die Tätigkeiten der Patienten 3 Gruppen zugeordnet:

a) leichte körperliche Arbeit : Lehrer, Angestellte, Sachbearbeiter wissenschaftliche Mitarbeiter, Rentner, Arbeitslose

b) mittelschwere körperliche Arbeit: Pflegekräfte, Verkäufer, Reinigungskräfte, Köche

c) schwere körperliche Arbeit: Maurer, selbstständige Handwerker

Im Folgenden ist die Berufsstruktur nach diesem Schema dargestellt.

Diagramm 1.   Berufsstruktur

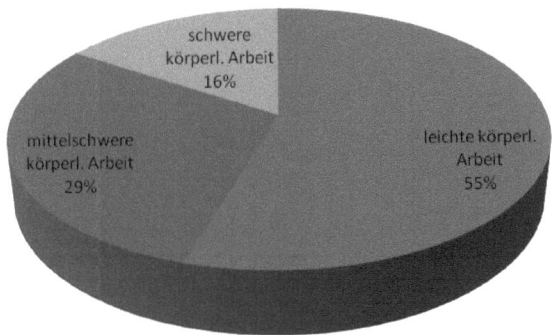

Im untersuchten Patientengut litten 55 % der Patienten mit leichter körperlicher Arbeit und 29% der Patienten mit mittelschwerer körperlicher Arbeit an einem akuten Bandscheibenvorfall. Dagegen klagten nur 16% der Patienten mit schwerer körperlicher Arbeit über eine akute radikuläre Symptomatik.

3.1.3 Anamnestische Angaben

3.1.3.1 Schmerzdauer

Durchschnittlich bestand eine Beschwerdedauer von 3,87 Tagen. Die kürzeste Schmerzanamnese betrug 1-3 Tage bei 40% Patienten. Die längste Schmerzdauer von 28 Tagen trat nur bei 2 Patienten auf. Einen genaueren Überblick erhält man aus Tabelle 2.

Tabelle 2. Schmerzdauer

Tage	Anzahl der Patienten	% Anteil
1	29	25%
2	10	9%
3	7	6%
4-7	33	29%
8-14	27	23%
15-21	7	6%
22-28	2	2%
Insgesamt	115	100%

3.1.3.2 Vor /Begleiterkrankungen und Medikamente

Anamnestisch und nach Auswertung der konventionellen Röntgenbilder fanden sich bei 37% der Patienten Vorerkrankungen der Wirbelsäule, wie Osteoporose, Osteochondrose, Spondylarthrosen. Fünf Patienten davon hatten einen Rezidivvorfall. Bei einem Patient lag ein Zustand nach Laminektomie und Prolapsentfernung vor.

25% der Patienten litten an internistischen Allgemeinerkrankungen, hauptsächlich an Hypertonie. Vier Patienten hatten chronisch entzündliche Magen-Darm-Erkrankungen wie M. Crohn und Colitis ulcerosa oder chronische Gastritis. Zwei Patienten litten an einem chronischen

Asthma bronchiale. Jeweils ein Patient war vertreten mit Diabetes mellitus, Dickdarmcarcinom, myeloproliferativem Syndrom und M. Parkinson.

9% der zuletzt genannten Patientengruppe nahm entsprechend der internistischen Begleiterkrankung allgemeine Medikamente ein.

Die prozentuale Verteilung der Vor/ Begleiterkrankungen und allgemeine Medikamenteneinnahme sind im Diagramm 2 dargestellt.

Diagramm 2.   Begleiterkrankungen

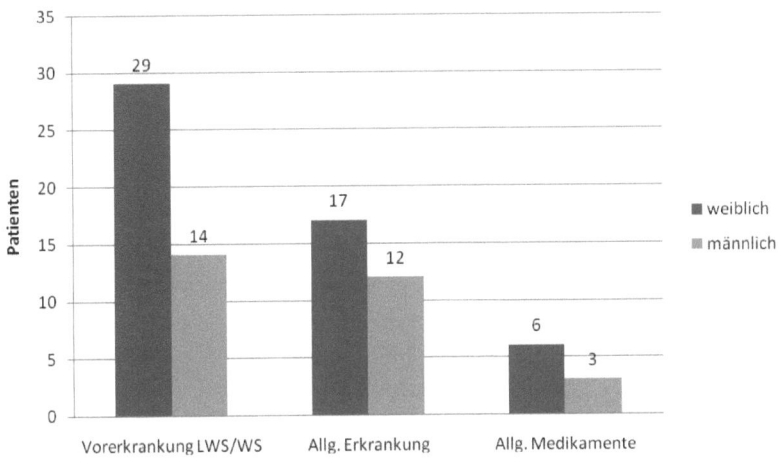

3.2 Methodik

3.2.1 Methodik der Anamnese und Untersuchung

3.2.1.1 Standarddiagnostik

Zur Standarddiagnostik gehörten die allgemein orientierende Untersuchung der Wirbelsäule (Zwangshaltungen, Wirbelsäulenbeweglichkeit einschließlich Finger-Boden-Abstand, Druck-

und Klopfschmerzhaftigkeit der LWS), die Prüfung des neurologischen Status sowie bildgebende Verfahren.

Der neurologischen Status umfasste die Prüfung des Zeichens nach Lasegue, den Reflexstatus, die Sensibilitätsprüfung und die Beurteilung der Muskelkraft nach Janda.

Die Ergebnisse der neurologischen Untersuchung sind in Tabelle 3. dargestellt.

Tabelle 3.   Neurologischer Status

115 Patienten	positiver Lasegue		Reflexausfall		Sensibilitäts- minderung		Abschwächung Muskelkraft	
	Anzahl	%	Anzahl	%	Anzahl	%	Anzahl	%
weiblich	60	52%	35	30%	14	12%	0	0
männlich	55	48%	34	30%	7	6%	0	0
gesamt w/m	115	100%	69	60%	21	18%	0	0%

Bei allen Patienten lag ein positives Lasegue-Zeichen vor. Reflexausfälle fanden sich bei 69 Patienten. Eine Sensibilitätsminderung wurde bei 21 Patienten diagnostiziert. Eine Abschwächung der Muskelkraft fand sich hingegen bei keinem Patienten.

Zu den bildgebenden Verfahren gehörten das Röntgen der Lendenwirbelsäule in 2 Ebenen sowie ein CT oder MRT der Lendenwirbelsäulensegmente.

3.2.1.2 Erheben der Patientendaten

Die Daten aller Patienten wurden anhand der ausführlichen Krankenakten ausgewertet und mit Hilfe eines standardisierten Erhebungsbogens erfasst. Erfragt wurden Alter, Geschlecht, Beruf, Schmerzdauer, Vorerkrankungen der Wirbelsäule, allgemeine Erkrankungen, neurologischer Status, Diagnose, medikamentöse Therapie, Anzahl und Abstand der einzelnen Injektionen und Krankheitsverlauf.

Die subjektiven Daten, die Beschwerden der Patienten vor und nach Therapie, wurden validiert mittels Schmerzscala und Numerischer Analogskala festgehalten. Die durch die Rückenschmerzen hervorgerufenen Beeinträchtigungen im Alltag wurden mit dem Oswestry Disability Index, dem Funktionsindex, beurteilt.

Bei der <u>Schmerzscala</u> wird der Schmerz bzw. das Schmerzerleben in 4 Kategorien eingeteilt:

- 1 = unerträglich
- 2 = stark
- 3 = beeinträchtigt
- 4 = kaum beeinträchtigt

Bei der <u>Numerischen Analogskala (NAS)</u> gibt der Patient seinen Schmerz als Zahl zwischen den Werten 0 (kein Schmerz) und 10 (maximaler Schmerz) an.

Beim <u>Oswestry Disability Index (ODI)</u> werden 10 Bereiche des täglichen Lebens eruiert und schmerzbedingte Einschränkungen in diesen Bereichen bewertet. Es werden Schmerzstärke, Körperpflege, Heben, Gehen, Sitzen, Stehen, Schlaf, Sexualleben, gesellschaftliches Leben und Fahrten /Reisen beurteilt und für diese jeweiligen Bereiche maximal 5 Punkte vergeben, wobei hohe Punktzahlen negative Auswirkungen auf den Alltag widerspiegeln. Die Höchstzahl von 50 Punkten wird 100% gleichgesetzt. Die erreichten Punkte des Patienten werden prozentual zu diesen 100% ins Verhältnis gesetzt. Je höher der Prozentwert, desto stärker ist die Beeinträchtigung des Patienten, d.h. 100% bedeuten maximale Beeinträchtigung (Bettlägerigkeit) und 0% bedeuten keinerlei Auswirkungen auf den Alltag [45, 110].

3.2.2 Methodik der Behandlung

Bei allen 115 Patienten wurde die indirekte Injektion an den Grenzstrang des Sympathicus nach MINK angewandt. Am häufigsten wurde diagnosebedingt zwischen dem Processus spinosus und Processus transversus mit direkter Erfassung der kleinen Wirbelgelenke der Segmente L4/5 und

L5/S1 injiziert. Pro Injektion wurde Procain 1%ig 5ml verwendet. Insgesamt wurden 344 Injektionen an 115 Patienten durchgeführt.

Häufigkeit der Injektionsbehandlungen:

Nach der ersten Injektionsbehandlung am Aufnahmetag wurde eine Wiedervorstellung der Patienten nach 7 Tagen angestrebt.

Bei ausbleibender Schmerzfreiheit oder noch bestehenden Restbeschwerden wurden weitere Behandlungstermine im wöchentlichen Abstand vereinbart. Daraus folgte eine Behandlungshäufigkeit pro Patient:

Tabelle 4. <u>Behandlungshäufigkeit pro Patient</u> (Injektionen)

Behandlung	Anzahl der Patienten	% Anteil
1	4	3%
2	44	39%
3	43	37%
4	11	10%
5	6	5%
6	5	4%
7	1	1%
8	1	1%
Insgesamt	115	100%

Aus der Tabelle 4. geht hervor, dass bei 76% der Patienten 2-3 Injektionen notwendig waren. Durchschnittlich waren drei Behandlungen pro Patient erforderlich.

3.3 kasuistische Behandlungsabläufe

In diesem Kapitel werden fünf Kasuistiken beispielhaft vorgestellt.

<u>1. Fallbeispiel</u>

Ein 50-jähriger Mann, Leiter einer Entwicklungsabteilung, kam akut in die Sprechstunde wegen seit zwei Tagen bestehender, sehr starker Schmerzen im unteren LWS-Bereich mit Ausstrahlung in das linke Bein. Das Lasegue-Zeichen links war mit 50° positiv, der ASR links war erloschen. Im Computertomogramm wurde ein Bandscheibenvorfall L5/S1 links nachgewiesen.

Der Patient erhielt zwei Injektionen nach MINK an das Segment L5/S1 links. Er berichtete danach über eine deutliche Besserung der Schmerzen. Diese bestand auch noch bei einem Kontrolltermin drei Monate später.

Sechs Monate später sagte der Patient einen Wiedervorstellungstermin telefonisch ab, mit der Begründung, es ginge ihm gut und er würde sich bei Bedarf melden.

<u>2. Fallbeispiel</u>

Eine 28-jährige Patientin, als Altenpflegerin tätig, stellte sich mit seit zwei Tagen bestehenden sehr starken Rückenschmerzen akut in der Sprechstunde vor. Das Lasegue-Zeichen links war mit 40°, auf der rechten Seite gekreuzt mit 60° positiv. Der Schmerz strahlte seitlich in das linke Bein bis zum Knie aus. Neurologische Ausfälle bestanden in Form eines negativen PSR links. Computertomographisch wurde ein Bandscheibenvorfall in der Höhe L4/5 links nachgewiesen.

Bereits nach der zweiten Injektion nach MINK an das Segment L4/5 links berichtete die Patientin über einen 60%ige Besserung ihrer Beschwerden. Einen Kontrolltermin einen Monat später nahm die Patientin nicht mehr wahr. Eine telefonische Nachfrage ergab, dass es ihr gut ginge.

<u>3. Fallbeispiel</u>

Eine 44-jährige Frau, im Büro tätig, kam wegen akut einsetzender Rückenschmerzen vom gleichen Tag ohne Termin in die Sprechstunde. Die Schmerzen strahlten in den rechten

Oberschenkel bis zum Knie aus. Das Lasegue-Zeichen war rechts mit 20° positiv. Der PSR rechts war negativ. Es fanden sich keine weiteren Ausfälle. Im Computertomogramm wurde ein Bandscheibenvorfall L4/5 rechts nachgewiesen.

Die Patientin erhielt drei Injektionen nach MINK im Abstand von einer Woche. Danach klagte die Patientin noch über Schmerzen beim Sitzen. Erst nach einer vierten Injektion vierzehn Tage später kam es zu einer völligen Schmerzfreiheit.

4. Fallbeispiel

Ein 54-jähriger Kfz-Mechaniker kam wegen seit dem frühen Morgen bestehender sehr starker Rückenschmerzen akut in die Praxis. Der Schmerz strahlte über die linke Leiste in den linken Oberschenkel. Neurologisch auffällig waren ein umgekehrt positives Lasegue-Zeichen links und eine Hypästhesie im L3-Dermatom links. Computertomographisch wurde ein infraforaminaler Bandscheibenvorfall L2/3 links beschrieben.

Nach vier Injektionen an das Segment L2/3 links im wöchentlichen Abstand kam es zu einer deutlichen Besserung der Schmerzen. Eine Kontrolle einen Monat später ergab weiterhin Beschwerdefreiheit. Weitere Kontrollen hat der Patient beruflich bedingt abgesagt.

5. Fallbeispiel

Eine 70-jährige Rentnerin kam in die Praxis wegen seit einer Woche bestehender starker Rückenschmerzen. Diese strahlten über das rechte Bein seitlich bis zur Fußsohle. Weiterhin klagte die Patientin über Kribbeln und Taubheitsgefühle im rechten Fuß. Das Lasegue-Zeichen war rechts mit 40° positiv, der ASR rechts war negativ.

Im Computertomogramm wurde ein großer Bandscheibenvorfall L5/S1 rechts und eine Spinalkanalstenose nachgewiesen.

Nach zwei Injektionen nach MINK an das Segment L5/S1 rechts berichtete die Patientin über eine deutliche Besserung der Beschwerden. Bei einer dreimonatigen Nachkontrolle stand eine distale Radiusfraktur im Vordergrund. Die Rückenbeschwerden spielten seither keine Rolle mehr bei weiteren Vorstellungsterminen der Patientin.

4. Ergebnisse

4.1. Analyse der Therapieergebnisse

4.1.1 Darstellung der Wirksamkeit der indirekten Grenzstranginjektion nach MINK bei der Behandlung des akuten Radikulärsyndroms.

Die Wirksamkeit der segmentorientierten Neuraltherapie in Form der indirekten Grenzstranginjektion nach MINK bei der Therapie des akuten Radikulärsyndroms wurde bei 115 Patienten analysiert.

Dabei kamen die subjektiven Angaben der Patienten zu den Beschwerden zur Auswertung.

Die Auswertung der Schmerzscala vor und nach Therapie ist aus Diagramm 3. und 4.ersichtlich:

Diagramm 3.   Schmerzscala – Therapieanfang

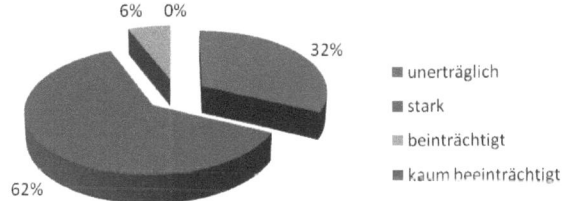

Diagramm 4.   Schmerzscala –

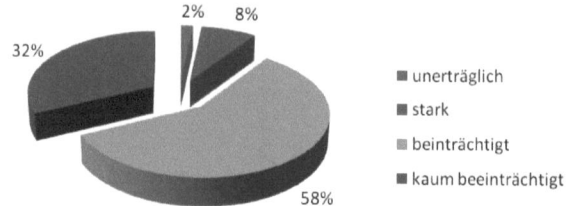

Therapieende

Zu Behandlungsbeginn hatten 32 % der Patienten (37 Patienten) unerträgliche Schmerzen und 62% der Patienten (71 Patienten) starke Schmerzen. Nach Therapie waren 32 % der Patienten (37 Patienten) kaum beeinträchtigt und 58% der Patienten (67 Patienten) beeinträchtigt. Zusammengefasst hatten 94% der Patienten vor Therapie und 10% nach Therapie unerträgliche bis starke Schmerzen. Die Besserungsrate beträgt somit 84%.

Die Gegenüberstellung der Schmerzpatienten nach Auswertung der Schmerzscala vor und nach Therapie ist zusammenfassend im Diagramm 5. zu sehen.

Diagramm 5.   Schmerzscala Therapieanfang/Therapieende

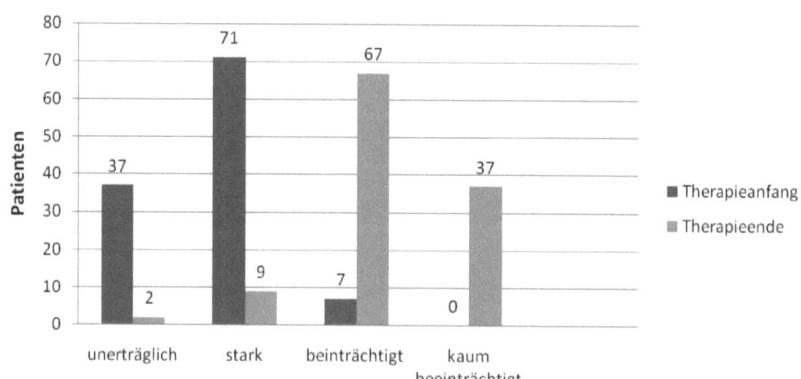

Die Auswertung der Numerischen Analogscala (NAS) ergab:

Der durchschnittliche NAS-Wert lag vor Therapie bei 8,3 (SD +/-1,2) und nach Therapie bei 3,7 (SD +/-0,3).

52 Patienten (45%) gaben vor Therapie ihre Schmerzintensität mit der Zahl 8 an, 35 Patienten (30,4%) mit der Zahl 9 und 10 Patienten mit der Zahl 10(8,6%), das bedeutet, dass 97 Patienten (84%) unter sehr starken Schmerzen litten. Nach Therapie gaben 90 (78,2%) der Patienten einen NAS von 1-4 an, d.h. die Schmerzen waren deutlich gelindert. 15 Patienten (13,1%) gaben auch nach Therapie noch einen NAS von 6-9 an. Zählt man die Patienten mit einem VAS von 5 (11 Patienten= 9,5%) mit zum Therapieerfolg entspricht das insgesamt einer Besserungsrate von 78,2 -87,7%.

Die Absolutzahlen sind dem nachfolgenden Säulendiagramm zu entnehmen.

Diagramm 6. Numerische Analogscala vor und nach Therapie

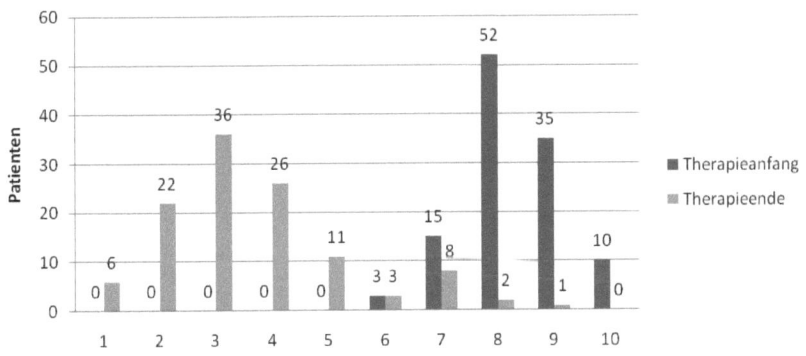

Häufigkeit der NAS-Werte, angegeben in Anzahl der Patienten mit dem jeweiligen NAS-Wert vor und nach Therapie

Die Auswertung des Oswestry Disability Index (ODI) ergab, dass die meisten Patienten bei der Aufnahmeuntersuchung einen ODI von 71-80% und nach Therapie einen ODI von 21-50% aufwiesen.

Diagramm 7.   Anzahl der Patienten verteilt nach ODI

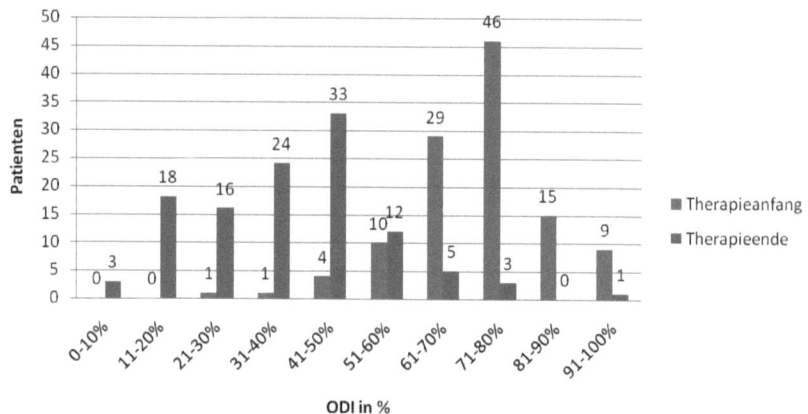

Durchschnittlich betrug der ODI 72% vor Therapie und 38% nach Therapie.

Diagramm 8.   durchschnittlicher ODI vor und nach Therapie

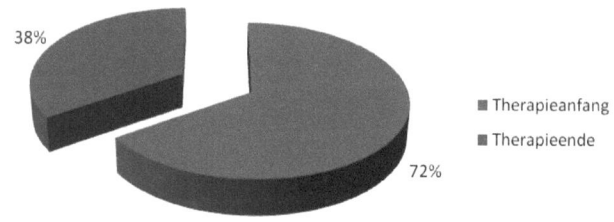

Betrachtet man die Veränderungen vor und nach Therapie in den einzelnen Lebensbereichen, ergibt sich folgende Darstellung:

Diagramm 9.   Änderung in den Lebensbereichen

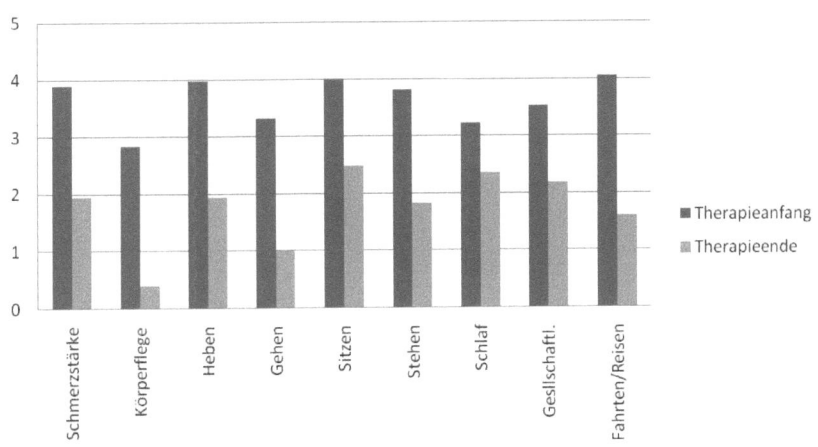

4.1.2 Einfluss der Injektionsanzahl auf den Therapieerfolg

Für eine übersichtliche Darstellung des Einflusses der Injektionszahl auf den Therapieerfolg wurden vier Gruppen gebildet, die in Abbildung 10. zu sehen sind:

  a) vollständige Besserung: ODI 0-30%

  b) weitgehende Besserung: ODI 31% bis 50 %

  c) geringe Besserung: ODI 51% bis 70%

  d) keine Besserung: ODI 71% bis 100%

Diagramm 10.   Einteilung des ODI in vier Gruppen

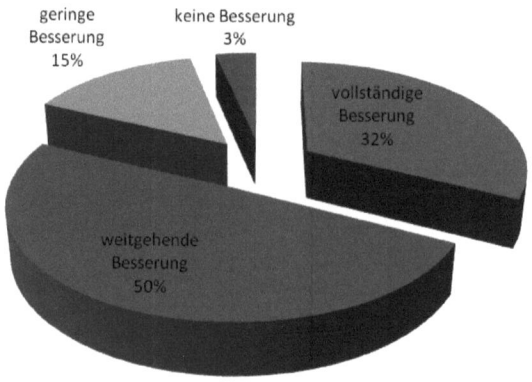

Tabelle 5.   Anzahl der Injektionen

Injektion	Anzahl der Patienten	%	vollständige Besserung	weitgehende Besserung	geringe Besserung	keine Besserung
1 mal	4	3%	3	0	0	1
2 bis 3 mal	87	76%	28	47	9	3
4 bis 5 mal	17	15%	4	6	7	0
6 bis 8 mal	7	6%	2	4	1	0
Insgesamt	115	100%	37	57	17	4

4.2 Analyse der Therapieversager

Die vorliegenden Untersuchungen über Segmentinjektionen indirekt an den Sympathicus bei 115 Patienten ergaben, dass ca. 13% der Patienten nicht oder nur gering nach Therapie gebessert waren.

Die möglichen Ursachen der Therapieversager wurden in vier Gruppen eingeteilt:

a) schwere Begleiterkrankungen an der Wirbelsäule

Bei fünf Patienten bestanden bereits Bandscheibenvorfälle. Ein Patient war wegen eines Bandscheibenvorfalls an der Wirbelsäule operiert worden. Ein weiterer Patient litt zusätzlich an einer ausgeprägten Spondylolisthesis.

b) begleitende Allgemeinerkrankungen

Hier fanden sich 3 Patienten mit schweren Allgemeinerkrankungen, wie ausgeprägtem M. Parkinson, Dickdarmcarcinom und myeloproliferativem Syndrom.

c) psychische Ursachen

Ein Patient hatte anamnestisch eine Panikstörung angegeben. Bei fünf Patienten fiel eine überdurchschnittliche Arbeitsunfähigkeit von ca. drei Monaten auf. Diese Patienten befanden sich im Angestelltenverhältnis. Möglich wäre hier ein Festhalten an den Beschwerden aus Gründen des sekundären Krankheitsgewinns.

d) unbekannte Ursachen

Bei zwei Patienten war eine Abklärung nicht möglich.

5. Diskussion

Der Rückenschmerz ist ein komplexes Geschehen mit vielfältigen Ursachen. Seine effektive Behandlung stellt besonders in der Orthopädie und der Physikalisch-Rehabilitativen Medizin eine große Herausforderung dar.

Wegen der hohen Inzidenz dieser Erkrankung, die mit erheblichen Gesundheits-und volkswirtschaftlichen Kosten verbunden ist, erscheint es geboten, unter Ausnutzung aller Therapiemöglichkeiten die Erkrankungsdauer zu reduzieren. Die Patienten sollten möglichst schnell wieder arbeitsfähig sein und keine Erwerbsminderung erleiden.

Die Klassifikation des Rückenschmerzes kann nach verschiedenen Kriterien erfolgen: nach Lokalisation, nach Schmerzdauer und Intensität, nach Ätiologie und Pathogenese, nach neurologischen Begleitreaktionen usw.

Schmerzdauer und Intensität führen zu der Unterteilung in akute und chronische Rückenschmerzen.

Physiologie und Nociception unterscheiden sich bei akuten und chronischen Schmerzen.

Der akute Schmerz tritt nach akuten Ereignissen auf und setzt plötzlich ein. Er löst Mechanismen zur Beseitigung oder Verhütung einer Gefahr aus. Sympathisch-adrenerge Reflexe werden aktiviert, vagale Reflexe werden gehemmt. Der akute Schmerz „warnt" vor weiteren schädigenden Einwirkungen.

Chronische Schmerzen sind Schmerzen, die länger als drei Monate andauern. Sie sind Folge und Ausdruck von sistierenden pathophysiologischen Veränderungen. Es kommt langfristig zu Anpassungen.

Durch die neuronale Plastizität, die Eigenschaft der Neurone, auf wiederholte Reize mit Veränderungen in ihrer Struktur, Funktion und biochemischen Vorgänge zu reagieren, kommt es zur Sensibilisierung dieser Neurone und zum Verlust inhibitatorischer Mechanismen. Bereits unspezifische Reize lösen eine spezifische Schmerzwahrnehmung aus. Sie führen zu einer Verselbständigung der sympathischen Antwort und Bildung von Schmerzengrammen im Sinn der sympathischen Reflexdystrophie.

Der chronische Schmerz hat seine Bedeutung als Warnfunktion verloren. Der Schmerz wird zur Schmerzkrankheit, zum chronischen Leiden, losgelöst von der schmerzauslösenden Ursache.

Die wachsende Kenntnis der Pathomechanismen für den akuten und chronischen Schmerz spiegelt sich in den Therapiekonzepten wieder. Akute Schmerzen werden anders behandelt als chronische [44, 72, 106, 150].

Die lumbalen Bandscheibenerkrankungen nehmen im ambulanten Patientengut mit Rückenschmerzen stetig an Bedeutung zu.

Der lumbale Bandscheibenvorfall ist zwar nur zu ca. 30% Ursache eines akuten Radikulärsyndroms. Er ist jedoch für die betroffenen Patienten im Akutstadium eine schwerwiegende und sehr schmerzhafte Erkrankung.

Die ätiologische Zuordnung des radikulären Schmerzsyndroms wurde Anfang bis Mitte des 20. Jahrhunderts häufig geändert. Obwohl bereits 1909 von KRAUSE, OPPENHEIM und FRAZIER der Bandscheibenvorfall beschrieben wurde und 1934 MIXTER und BARR über erfolgreich operierte Bandscheibenvorfälle berichteten, war man anfangs der Ansicht, dass es sich um eine Neuralgie handelte. Später wurde die Entzündungstheorie in den Vordergrund gerückt. Erst in den 50ger Jahren wurde zunehmend eine mechanische Irritation der Nervenwurzel als Ursache der Beschwerden anerkannt.

Das akute Radikulärsyndrom mit typischer Symptomatik beim lumbalen Bandscheibenvorfall ist heute unumstritten und klar definiert. Man versteht hierunter eine mit neurologischen Symptomen einhergehende intensive Schmerzausstrahlung in die vom betroffenen Nerven versorgten Gebiete, hervorgerufen durch Kompression der entsprechenden Nervenwurzel durch prolabiertes Bandscheibenmaterial.

Viele in der Vergangenheit eingesetzte Therapiemethoden sind wegen Ineffektivität oder unzureichende Wirksamkeit wieder verlassen worden. Neue Konzepte für die Behandlung einer radikulären Schmerzproblematik wurden etabliert. Bis vor wenigen Jahren wurde relativ schnell und häufig operiert. Heute versucht man, eine Operation des Bandscheibenvorfalls zu vermeiden.

Die Ersttherapie des akuten Bandscheibenvorfalls mit radikulärer Symptomatik erfolgt vorrangig konservativ. Die Indikation zur sofortigen operativen Dekompression wird bei ausbleibendem konservativem Therapieerfolg, bei peripheren Paresen und bei Zeichen einer Rückenmarksläsion und/ oder Caudakompression gestellt [4, 37,98, 122,124, 133].

Richtet sich die primäre Therapie dieser intensiven Schmerzen nur auf die Ausschaltung der peripheren Nociception, ist der Einsatz hoher Dosen peripher wirksamer Analgetika, oft auch in Kombination erforderlich. Die Grenzen dieser Therapie setzen häufige Unverträglichkeiten und Nebenwirkungen, insbesondere auf den Gastrointestinaltrakt, aber auch zunehmend aufs kardiovaskuläre System, wie in letzter Zeit beschrieben wurde [87]. Bei der Gabe von Opioiden sind die zentralen Wirkungen zu beachten.

Deshalb werden in Form spezieller Injektionstechniken Therapiemethoden angewandt, die den durch mechanische Nervenwurzelirritation entstandenen Wurzelschmerz direkt und relativ nebenwirkungsarm hemmen. Die Weiterleitung und Verarbeitung des Schmerzes wird also am Ort der Entstehung aufgehoben, an der Nervenwurzel oder am Spinalnerv.

Die Geschichte der regionalen Anwendung von Medikamenten zur Schmerzausschaltung begann vor über 100 Jahren und reicht bis in die Gegenwart.

1839 wurde erstmals eine neue Form der Schmerzbehandlung von LUNDY, TAYLOR und WASHINGTON beschrieben. Sie applizierten mit Vorstufen der heutigen Injektionsspritze Morphinlösungen unter die Haut, um eine Schmerzreduktion zu erreichen.

1843 wurde von PRAVANZ die Spritze und von WOOD die Hohlkanüle erfunden. WOOD setzte gezielte Injektionen von Morphinlösungen an schmerzhafte Strukturen und Nerven.

1883 stellte FREUD neben der analeptischen Wirkung von Kokain im Eigenversuch einen anästhesierenden Effekt auf die Zunge und Mundschleimhaut fest.

Ebenfalls 1883 erfuhr der operativ tätige KOLLER von dieser anästhesierenden Eigenschaft des Kokains und führte seine erste Staroperation am Auge in Lokalanästhesie durch. Von hier aus entwickelte sich zunehmend die Lokalanästhesie in der operativen Medizin, besonders durch HALSTEDT, HALL und HARTLEY.

1886 veröffentlichte der Neurologe CORNING das erste Buch über die Lokalanästhesie und prägte den Begriff der Spinalanästhesie.

1892 gab SCHLEICH die Methode der Infiltrationsanästhesie bekannt.

1898 setzte SCHLEICH als Erster die Injektion mit Kokainlösung zur reinen Therapie von Krankheiten ein. Er hatte beobachtet, dass durch die lokale Infiltrationsbehandlung rheumatische Beschwerdebilder über die Anästhesiezeit hinaus gebessert wurden.

1899 erprobte BIER die Spinalanästhesie im Selbstversuch und an Patienten.

1902 prägte BRAUN den Begriff „Leitungsanästhesie".

1904 synthetisierte EINHORN das Procain mit guten anästhetischen Eigenschaften und ohne suchterzeugende Nebenwirkung.

1905 führte BRAUN erstmals die Spinalanästhesie mit Procain durch.

1906 veröffentlichte SPIEß einen Aufsatz in der „ Münchner medizinischen Wochenschrift" über die „Heilwirkung der Anästhetika". Er hatte festgestellt, dass die Wundheilung von Operationswunden durch die wiederholte Anwendung der Lokalanästhesie schneller und reizloser verlief. Er beschrieb den Einfluss des Nervensystems auf die Entzündung.

1908 führte BIER die intravenöse Anästhesie mit Procain durch.

1920 veröffentlichte LERICHE eine Arbeit, in der er die Resultate seiner operativen Entfernung des Ganglion stellare mit der von ihm durchgeführten „stellären Infiltration" verglich. Er fand weitgehende Übereinstimmung der Resultate und empfahl deshalb die weniger traumatische Stellatumblockade. Er veröffentlichte ein Buch über „Die Chirurgie des Schmerzes" und bezeichnete Procain als das „unblutige Messer des Chirurgen".

1921 führte PAGES die erste lumbale epidurale Blockade durch.

1922/23 verwendeten LAEWEN und MANDL die Anästhesie am sympathischen Grenzstrang.1926 berichtete MANDL über paravertebrale Injektionen.

1930 berichtete LERICHE über die schmerzlindernde Wirkung der Grenzstranganästhesie.1931 beobachtete er, dass nach Infiltration von Operationsnarben ausgedehnte Schmerzzustände „ im Augenblick" verschwanden

1930 veröffentlichte EVANS Berichte über epidurale Injektionen mit großen Mengen isotoner Kochsalzlösung.

1925 – 1960 entwickelte HUNEKE die Neuraltherapie als therapeutisches Konzept mit Einbeziehung der Störfeldtherapie, nachdem er 1928 und 1940 unabhängig von LERICHE eine unbekannte Fernwirkung der Lokalanästhesie und ein „ Sekundenphänomen" entdeckte.

1935 veröffentlichte WISCHNEWSKI seine Injektionsmethode an den Grenzstrang. Er injizierte große Mengen Procain in den Interfascialraum der Niere.

1937 behandelt KUHLENKAMPFF erfolgreich die Epididymitis mit Lokalanästhetika.

1938 berichtet FENZ über Procaininjektionen bei Ischias.

1944 wurde Lidocain eingeführt.

1944 entwickelte TUOHY seine nach ihm benannte Nadel für die kontinuierliche Spinalanästhesie.

1949 führte CURBELO die erste kontinuierliche Epiduralanästhesie durch.

1949 beschreibt PENDL die präsacrale Infiltration.

1950 entwickelte KIBLER die Behandlung hyperalgetischer Zonen bei inneren Erkrankungen

1953-55 entwickelt REISSCHAUER Injektionstechniken an der Wirbelsäule, u.a. zur Behandlung von Bandscheibenvorfällen, die Wurzelblockaden, die lumbalen Grenzstranginjektion, thorakale und sacrale Leistungsanästhesien.

1973 verfasste DILKE als Erster eine randomisierte prospektive Studie über den Effekt von extraduralen Corticosteroid – Injektionen

Von 1955-1997 wurden der Reihenfolge nach die Lokalanästhetika Chloroprocain (1955), Mepivacain (1957), Prilocain (1960), Bupivacain (1963), Etidocain (1972) und Ropivacain (1997) eingeführt.

Die Entwicklungsgeschichte zeigt, dass die Anwendung von Lokalanästhetika bereits zu Anfang des 20. Jahrhunderts in zwei Richtungen tendierte, die bis in die Gegenwart beibehalten wurden:

    a) den Einsatz von Lokalanästhetika zur reinen, zeitlich begrenzten Schmerzausschaltung im Sinne der therapeutischen Lokalanästhesie

    b) den Einsatz von Lokalanästhetika zu therapeutischen Zwecken im Sinne der Neuraltherapie

Die Einführung der Bezeichnung „Neuraltherapie" diente der Abgrenzung von der Lokaltherapie als Anästhesie, deren Behandlungsziel als lokal und zeitlich begrenzt definiert ist. Der Begriff der Neuraltherapie beschreibt eine Therapie, deren Ziel nicht primär die Anästhesie, sondern die Wiederherstellung gestörter vegetativer Funktionen ist.

In einer Vielzahl von Publikationen werden die Injektionstechniken an der Lendenwirbelsäule thematisiert [4, 18, 41, 53, 56, 80, 125, 126, 127, 130,138,143, 147].

Bei lumbalen Wurzelkompressionssyndromen greifen die heutigen Injektionsverfahren direkt an der irritierten morphologischen Struktur an. Überraschend war festzustellen, dass alle gefundenen Arbeiten zur Therapie der Wurzelkompressionssyndrome ausschließlich die erstgenannte Gruppe, den Einsatz von Lokalanästhetika zur reinen zeitlich begrenzten Schmerzausschaltung, betreffen. Meist werden überwiegend Steroide in Kombination mit Lokalanästhetika angewendet. Zur Verwendung der Lokalanästhetika im Sinne der Neuraltherapie wurden keine Studien gefunden.

Die einzelnen Techniken sind vielfältig. Sie reichen von den Blockaden einzelner Nervenwurzeln bis zum Einsatz regionaler Anästhesieverfahren.

Diese Injektionstechniken zielen darauf ab, Aufwand und Nutzen ins richtige Verhältnis zu setzen sowie Risiken und Nebenwirkungen gering zu halten

Eine genaue Klassifizierung dieser Injektionstechniken ist schwierig, da, wie bereits angeführt, in der Literatur keine einheitliche Terminologie für ein und dieselbe Injektionstechnik existiert. Auch werden die einzelnen Techniken variabel ausgeführt.

Die Spinalanästhesie (Synonyme: Subarachnoidalanästhesie, Lumbalanästhesie, intrathekale Injektion) ist die älteste Regionalanästhesietechnik. Sie beinhaltet die Injektion geringer Mengen eines Lokalanästhetikums in den Subarachnoidalraum. Das Lokalanästhetikum vermischt sich mit dem Liquor und diffundiert in ihm. Dadurch wird eine ausgedehnte Blockade der Spinalnerven erzielt. Diese Injektionstechnik ist mit großen Risiken behaftet. Eine versehentliche Überdosierung hat eine hohe und totale Spinalanästhesie zur Folge, die mit ausgedehnten Lähmungserscheinungen bis zum Atemstillstand, mit schwerem Blutdruckabfall und bei intrakranieller Ausbreitung mit Bewusstlosigkeit einhergeht. Häufige Nebenwirkung ist der postpunktionelle starke Kopfschmerz durch das Austreten von Liquor aus dem Punktionsloch.

Da heutzutage risikoärmere Injektionsverfahren zur Therapie lumbaler Schmerzsyndrome zur Verfügung stehen, wird diese Technik kaum noch praktiziert.

Bei der lumbalen Spinalnervenanalgesie (Synonyme: periradikuläre Injektion, paravertebrale Spinalnervblockade, paravertebrale-perineurale Injektion, lumbale spinale Nervenwurzelanalgesie) wird das Medikament posterolateral im Bereich der foraminoarticulären Region appliziert.

Die Injektionsnadel liegt in unmittelbarer Nähe des Spinalnervs und durch die anatomische Lagebeziehung bedingt, auch des Ganglions der hinteren Spinalwurzel. Durch diese Injektion wird die Spinalnervenwurzel, das Spinalganglion und Teile des Sympathicus blockiert.

Ziel ist eine sensible Schmerzreduktion und Desensibilisierung gereizter Nervenstrukturen.

Risiken sind die traumatische Schädigung des Spinalnervs und das Eindringen der Kanüle in den Spinalkanal, mit der Folge einer subarachnoidalen oder epiduralen Injektion. Außerdem kann es zu einer motorischen Funktionsausschaltung mit Lähmungen und Taubheitsgefühl im Bein kommen.

Bei der Epiduralanästhesie (Synonyme: Peridualanästhesie) erfolgt die Injektion in den Epiduralraum, der innerhalb des Spinalkanals zwischen Dura mater und Ligamentum flavum liegt. Das Lokalanästhetikum verteilt sich im Spinalkanal nach oben und unten. Der Spinalnerv wird auf dem Weg zwischen Rückenmark und zugehörigen Foramina intervertebralia blockiert und so seine gesamte Funktion (motorisch, sensibel, autonom) ausgeschaltet. Die Ausbreitung erfolgt hierbei nicht durch Diffusion, sondern durch Volumenverdrängung. Vorteil ist eine bessere segmentale Anästhesie als bei der Spinalanästhesie. Risiken sind die Durapunktionen mit Eindringen in den Subarachnoidalraum und der damit verbundenen Gefahr der hohen oder totalen Spinalanästhesie. Weiterhin kann durch Anstechen einer Epiduralvene eine intravasale Injektion erfolgen. Da z. T. sehr hohe Dosen von Lokalanästhetika eingesetzt werden, kann es zu generalisierten toxischen Reaktionen kommen. Nach Art des Zugangsweges zum Epiduralraum werden eine epidurale dorsale, eine epidurale sacrale und eine epidurale perineurale Injektionsform unterschieden.

Die lumbale Facetteninfiltration wurde ursprünglich als diagnostische Maßnahme eingesetzt. Es sollte präoperativ differenziert werden, ob zusätzlich zu einer Fusionsoperation eine Wurzelkompression notwendig ist. Seit 1989 wird sie zu therapeutische Zwecken eingesetzt, insbesondere beim Facettensyndrom und beim Pseudoradikulärsyndrom oder zusätzlich zur periradikulären Therapie. Dabei wird intraarticulär und/ oder an die Gelenkkapsel (periarticulär) injiziert.

Komplikationen und Nebenwirkungen bei vertebragenen Injektionen können zum Einen durch die Injektionstechnik und zum Anderen durch die verabreichten Medikamente auftreten.

Die am häufigsten verwendeten Medikamente bei lokalen Wirbelsäuleninjektionen sind Steroide, oft in Kombination mit Lokalanästhetika, meist vom Amidtyp mit langer Halbwertzeit.

Unerwünschte Reaktionen und Nebenwirkungen sind bei den Lokalanästhetika hauptsächlich die systemisch-toxischen Wirkungen. Zu diesen zählen in Abhängigkeit von der Dosierung und Plasmakonzentration:

    a) toxische ZNS-Reaktionen

    b) kardiotoxische Wirkungen

    c) Neurotoxizität

    d) allergische Reaktionen

Zu zentralnervösen Reaktionen wie geringe Dämpfung mit Vigilanzminderung, allgemeine Erregungssteigerung mit leichter Euphorie und vegetativer Unruhe kann es bereits bei Dosierung im therapeutischen Bereich kommen. Daher besteht bei Anwendung von Lokalanästhetika Fahruntauglichkeit.

Bei höherer Dosierung können über eine Blockierung inhibitorischer Neurone Muskelzuckungen und -krämpfe ausgelöst werden. Eine weiter steigende Konzentration hat massiven Blutdruckabfall, Bewußtseinsverlust bis hin zum Koma und Atemstillstand zur Folge. Bei einer versehentlichen Injektion in ein zentripedales (hirnwärtsziehendes) Gefäß kommt es sofort, ohne Krämpfe, zur zentralen Lähmung.

Am kardiovaskulären System führen höhere Dosierungen von Lokalanästhetika zu Erregungsbildungs- und Leitungsstörungen, mit der Folge von Herzrhythmusstörungen. Zeichen einer akuten Intoxikation sind schwere Bradykardie bis zum Herzstillstand (im Gegensatz zur Tachykardie bei anaphylaktischen Reaktionen).

Neurotoxizität wurde bisher nur im Tierexperiment bei Anwendung hoher Dosen von Lokalanästhetika nachgewiesen.

Vasokonstringentien steigern die relative Toxizität der Lokalanästhetika. Besonders bei den amidstrukturierten Lokalanästhetika können auf Grund der Verstoffwechselung über die Leber klinisch bedeutsame Mengen ins Blut gelangen. Der vorwiegend enzymatische Abbau der esterartigen Lokalanästhetika erfolgt hingegen so rasch, dass diese kaum im Blut nachgewiesen werden. Bei richtiger Dosierung der Lokalanästhetika vom Estertyp tritt somit keine systemische Toxizität auf.

Allergische Reaktionen auf Procain werden in der Literatur unterschiedlich bewertet. Speziell die von ALDRETE und JONSON 1970 veröffentlichte Arbeit zum Auffinden von Allergien gegen Procain durch einen Intracutantest trug wesentlich zu den widersprüchlichen Meinungen bei. Durch Fehldeutung der gefäßdilatatorisch bedingten Hautrötung von Procain kam es wahrscheinlich zu falschpositiven Testergebnissen. BERGSMANN, HAHN-GODEFFROY und HERGET wiesen in retrospektiven Studien nach, dass Procain nebenwirkungsarm und nicht allergisierend ist. So konnte BERGSMANN et al bei ca. 6500 Neuraltherapiesitzungen pro Jahr keine toxischen oder anaphylaktischen Reaktionen feststellen. HAHN-GODEFFROY stellte fest, dass es bei ca. 2500 praktizierenden neuraltherapeutisch tätigen Ärzten, die jährlich bis zu 35-40 Liter Procain 1%ig anwendeten, zu keinerlei allergischen Reaktionen kam [16A,17, 63, 71].

Generell werden in speziellen Lehrbüchern Allergien auf alle Lokalanästhetika als extrem selten angegeben.

Die in der Literatur berichteten Zwischenfälle beruhten meist auf einer Überdosierung oder einer Verwendung von 2%igen Lösungen, die eine höhere Resorptionsgeschwindigkeit haben [7,16A, 39, 46, 48, 63, 97].

Als möglichen Nebenwirkungen einer lokalen Kortikoidtherapie werden in der Literatur eventuelle systemische Wirkungen, wie z.B. eine Immunsuppression, Magenbeschwerden und Steroidakne aufgezählt.

Bei Diabetikern wird eine zurückhaltende Steroidanwendung wegen möglicher Entgleisung des Blutzuckers empfohlen. Außerdem bestünde bei Diabetikern ein erhöhtes Risiko lokaler Infektionen wegen verminderter Abwehr. Lokal wird das Auftreten steriler und infizierter Abszesse diskutiert. Einmalig wird über eine vermutlich aufgetretene Kristallembolie nach versehentlicher intravasaler Injektion berichtet [56, 90].

Die Injektionstechnik ist mit dem Risiko einer eventuellen Nervenläsion behaftet. Das gleichzeitige Ausschalten sympathischer, motorischer und sensibler Afferenzen bei der Lokalanästhesie des Spinalnervs kann zu Kreislaufdepressionen und zu peripheren Lähmungen führen. Das zeitliche Fortbestehen dieser unerwünschten Reaktionen richtet sich nach der Wirkungsdauer der verwendeten Lokalanästhetika.

Weiterhin kann es zu einer Wurzeltaschenpunktion mit nachfolgender subduraler Ausbreitung des Injektats kommen. Dabei ist besonders die kraniale Ausbreitung mit Folge der kardialen, respiratorischen und zentralnervösen Depression gefährlich. Diese Art von Komplikation soll bei der Spinalnervenanalgesie schneller und häufiger auftreten als bei der epiduralen Anästhesie, da die Ausbreitungsgeschwindigkeit der Blockade bei der Ersteren größer ist.

Generell sollen schwerwiegende Komplikationen und Nebenwirkungen bei lokalen Injektionsbehandlungen an der Wirbelsäule extrem selten auftreten [41, 64].

WILLBURGER et al werteten retrospektiv 7963 Injektionen, davon cervicale und lumbale Spinalnervanalgesien, Facetteninfiltrationen, epidurale Injektionen und Injektionen an das Iliosacralgelenk aus. Dabei kam es in 0,3% (25 Fälle) zu unerwünschten Nebenwirkungen. Bei 10 Fällen traten postpunktionelle Kopfschmerzen auf, bei 5 Patienten kam es zu Kreislaufdysregulationen mit Schwindel, Übelkeit und Blutdruckabfällen, bei einem Fall kam es zur sensiblen Blockade bis Th6 und bei 5 Patienten traten lokal allergische Reaktionen an der Einstichstelle auf. Alle Komplikationen wurden symptomatisch gut beherrscht.

Sie schlussfolgerten, dass die vertebragene Injektionsbehandlung als komplikationslos angesehen werden kann [146].

Thema dieser Arbeit ist die Behandlung des akuten lumbalen Radikulärsyndroms mit einer speziellen Injektionstechnik, die direkt nach dem schädigenden Ereignis, dem Bandscheibenvorfall, am Ausgangspunkt des Schmerzes ansetzt und besonders in der ambulanten Praxis leicht durchzuführen ist.

Bei dieser speziellen Injektionstechnik handelt es sich um die indirekte Grenzstranginjektion nach MINK. Dabei werden 5ml reines Procain 1%ig an den Wirkort appliziert.

Diese Methode wurde speziell von Neuraltherapeuten entwickelt, die die Erkenntnisse und Erfahrungen aus der Neuraltherapie auch auf die Behandlung lumbaler Radikulärsyndrome und Bandscheibenvorfälle übertrugen. Ziel war es, wirksame und einfache Techniken zu etablieren [9, 13].

Weiterhin sollte eine Literaturanalyse zu diesem Thema feststellen, ob die in der Literatur veröffentlichten Therapieerfolge bei lumbalen Injektionen mit den eigenen Therapieergebnissen vergleichbar sind.

Nicht zuletzt sollte aufgezeigt werden, dass die hier demonstrierte Injektionstechnik in der ambulanten Praxis leicht durchzuführen ist, besonders in Hinblick auf personellen und gerätetechnischen Aufwand sowie die geringe Komplikationsrate.

Seit den 80er Jahren haben sich zur lokalen Injektionstherapie der Wurzelkompressionssyndrome zunehmend die computertomographisch gezielte periradikuläre Therapie (CT-PRT) und die epidurale Steroidinjektion (CT-ESI) etabliert. Dabei wird meist ein Gemisch aus einem Steroid, einem lang wirksamen Lokalanästhetikum (Mepivacain, Bupivacain) und einem nichtionischen Kontrastmittel verwendet.

In der Literatur sind dazu viele Studien diskutiert worden.

In der Mehrzahl der Fälle wurde der Effekt dieser Injektionstechniken beim chronischen lumbalen und/ oder radikulären Schmerzsyndrom wegen Wurzelkompression, nicht nur beim Bandscheibenvorfall, sondern auch bei Tumoren, Spinalkanalstenosen, postoperativen Adhäsionen u.a. analysiert [1, 19, 26, 28, 33, 36, 49, 56, 85, 92, 93, 95, 99, 105,109, 113, 115, 116,119, 130, 138,140, 147, 148].

Von den Bewertungssystemen wurden überwiegend eine Einteilung in gebessert oder deutlich gebessert oder die Visuelle Analog-Scala (VAS) angewandt.

Der durchschnittliche VAS vor Therapie wurde überwiegend mit 5-7 und nach Therapie mit 4 angegeben

Der ODI zur Bewertung der Therapiemethode wurde wesentlich weniger angewendet. In diesen Studien betrug er vor Therapie 46% -49% und nach Therapie im Mittelwert 33% [27, 49, 90].

Die Resultate der einzelnen Studien schwanken z.T. erheblich. Eine initiale Besserung der Schmerzsymptomatik wurde bei 53% -94% der Patienten angegeben, wobei die meisten Autoren eine Besserungsrate zwischen 60% und 78% angaben. Dagegen waren Langzeiterfolge in 27%- 54% zu verzeichnen.

FRIEDLY et al wertete die Entwicklung und Erfolgsrate von lumbalen epiduralen Steroidinjektionen und von Facettengelenkinjektionen beim chronischen Rückenschmerz im

Zeitraum von 1994 bis 2001 aus. Sie stellten fest, dass sich die Injektionsrate insgesamt drastisch erhöht hatte. Eine Schwankungsbreite der Erfolgsrate fanden sie sogar zwischen 18% und 90%. Sie nennen ursächlich die verschiedenen Patientengruppen, die therapiert wurden, so die Gruppe der Patienten, die bereits Wochen bis Monate erfolglos konservativ behandelt wurde oder die Gruppe der operierten Patienten. Teilweise wurden Studien nur an sehr kleinen Vergleichsgruppen durchgeführt, die dadurch einen eingeschränkten Aussagewert besaßen [50].

Über die Anwendung lumbaler Injektionstechniken bei akuten radikulären Schmerzen durch Bandscheibenvorfall gibt es nur spärlich Literatur.

Bei den Veröffentlichungen von NAROZNY et al, CUCKLER et al und WILSON et al wurde keine eindeutige Unterteilung in akute oder chronische Radikulärsyndrome vorgenommen. Aus den Patienteneinschlußkriterien konnte man jedoch schließen, dass es sich um akute Schmerzsyndrome handelte. Als Ursachen für die Wurzelkompression wurden Bandscheibenvorfälle und Spinalkanalstenosen genannt. Die Autoren fanden nach Therapie eine Verbesserung der Symptomatik bis zu 74% -87% [32, 104, 147].

Die Wirksamkeit von Infiltrationen im Sinne der indirekten Grenzstranginjektion nach MINK mit Procain beim akuten Radikulärsyndrom wurde bisher in Studien nicht nachgewiesen.

Die Injektionstechnik nach MINK ist von der Methodik her mit der periarticulären Facetteninjektion vergleichbar. Zur lumbalen Facetteninfiltration findet man Studien in der Literatur [28, 29, 70, 78, 93, 94, 126, 127, 137, 143, 145].

Allerdings werden die Indikationen von „Facettensyndrom" und „Spondylarthrose" [28, 29, 70, 78, 94, 126, 127, 145] bis zu „ nicht klar" angegeben [73, 143].

Die Injektionstechniken werden überwiegend am chronischen Schmerzsyndrom diskutiert.

BOSWELL et al beschrieben auch eine Abhängigkeit der Therapieergebnisse von der Schmerzart, insbesondere von der Zeitdauer des Schmerzes[22].

Es werden auch keine reinen Lokalanästhetika, sondern immer nur Gemische mit Steroiden appliziert. Eine Anwendung der Facetteninjektion beim akuten Radikulärsyndrom wegen Wurzelkompression durch einen Prolaps wurde nicht beschrieben.

Bei CUCKLER et al, die 1985 eine prospektive randomisierte Doppelblindstudie zur Therapie des chronischen lumbalen Radikulärsyndroms vorstellten, fand sich ein Patientenkollektiv, bei welchem nur ein Gemisch aus Kochsalz und Procain epidural injiziert wurde. Sie verglichen sie mit einem zweiten Patientenkollektiv, welches eine steroidale Epiduralinjektion erhalten hatte und fanden statistisch signifikant keinen Unterschied zwischen beiden Gruppen. Die Autoren bezweifelten den Effekt einer epiduralen Steroidgabe [32].

Nach der Literaturanalyse ist festzustellen, dass die verwendete indirekte Grenzstranginjektion nach MINK nicht mit in der Literatur veröffentlichten Therapieergebnissen bei lumbalen Injektionen vergleichbar ist, weil:

    a) die Injektionstechniken bzw. Indikationen unterschiedlich sind

    b) als injizierten Medikamente Steroide und Lokalanästhetika vom Amidtyp verwendet werden

    c) nicht eindeutig auf den akuten Schmerz abgestellt wird

Die vorliegende Studie stützt sich allein auf die Einzelbeobachtung aus der Praxis. Dabei soll das Resultat der Behandlung ausschlaggebendes Kriterium für die Bewertung dieser Therapiemethode sein.

<u>Die Wirksamkeit der indirekten Grenzstranginjektion nach MINK</u> beim akuten lumbalen Radikulärsyndrom durch einen Bandscheibenvorfall wurde an dem im Kapitel 3 beschriebenen Patientengut dargestellt.

Es wurden 115 Patienten, davon 60 Frauen und 55 Männer im durchschnittlichen Alter von 45 Jahren behandelt.

Die Gesamtzahl der Lendenwirbelsäuleninjektionen betrug 344 bei 115 Patienten. Insgesamt wurden 60 Patienten im Segment L5/S1, 48 Patienten im Segment L4/5, 4 Patienten im Segment L3/4 und 3 Patienten im Segment L2/3 injiziert. Die Injektionen erfolgten am Akuttag und danach im wöchentlichen Abstand.

Durchschnittlich betrug die Therapiedauer drei bis vier Wochen, in Einzelfällen, bei 5 Patienten 12 und bei zwei Patienten 16 Wochen. Von den zuletzt genannten Patienten wurden 6 Patienten zur Operation eingewiesen.

Die Anzahl der Behandlungen lag durchschnittlich bei 3 Behandlungen, was bedeutet, dass im Schnitt drei Injektionen pro Patient und Erkrankung notwendig waren, um eine deutliche Beschwerdelinderung zu erreichen.

Zur Schmerzbewertung vor und nach Therapie wurden zwei Bewertungssysteme, die Schmerzscala und die Numerische Analog-Skala (NAS) herangezogen.

Die Auswertung des subjektiven Befindens der Patienten mit der „Schmerzscala" von 1 bis 4 zeigt vor der Therapie 37 Patienten (32%) mit unerträglichen Schmerzen und 71 Patienten (62%) mit starken Schmerzen. Nach der Injektionsbehandlung gaben 37 Patienten (32%) an, nicht mehr beeinträchtigt zu sein. 67 Patienten (58%) fühlten sich nach Therapie noch beeinträchtigt. Dieses Bewertungsschema ist ungenau, denn es lässt nur die Aussagen zu, wie viele Patienten zu 100% und zusätzlich zu 50% gebessert waren. Es kann keine Aussage dazu getroffen werden, ob sich von den Patienten mit 50%iger Besserung der größere Anteil im oberen Bereich (70-90%) oder im unteren Bereich (50-60%) befindet.

Eine konkretere Einschätzung des Schmerzverhaltens und der Therapieergebnisse erhält man durch Anwendung der Numerischen Analogskala.

Es lässt sich darstellen, dass vor der Therapie die meisten Patienten (52 Patienten = 45%) als Schmerzintensität die Ziffer 8 angaben, gefolgt von der Gruppe mit der Schmerzintensität 9 (35 Patienten =30%). Nach der Injektion fanden sich die meisten Patienten (36 Patienten = 31%) in der Gruppe mit der Schmerzintensität 3 wieder, gefolgt von 22 Patienten (19%) mit der Schmerzintensität 2 und 26 Patienten (23%) mit der Ziffer 4.

Der durchschnittliche NAS-Wert lag bei der Aufnahmeuntersuchung bei 8,3 und bei der Nachuntersuchung im Mittelwert bei 3,7.

Zusammengefasst lässt sich aus der Analyse des NAS feststellen: Von 85% der Patienten mit sehr starken Schmerzen konnten 78,2 % deutlich gebessert werden.

Der ODI spiegelt sehr gut die Auswirkungen des Schmerzes auf das Alltagsleben wieder. In der vorliegenden Studie wurde ein durchschnittlicher ODI vor Therapiebeginn von 72% ermittelt und bei der Nachuntersuchung von 38%.

Nach der Therapie zeigte sich bei 94 der Patienten (81,7%) ein ODI bis 50% und damit eine geringere Beeinträchtigung im Alltag. Besonders klagten die Patienten noch über Beschwerden bei längerem Sitzen und Stehen, beim Schlafen und beim Heben schwerer Gegenstände.

Beim ODI liegt ab einem Prozentwert von 70-75% eine schwere Beeinträchtigung vor. Das betraf vor Therapie 68 Patienten und nach Therapie nur noch 3 Patienten.

44 Patienten (38%) berichteten nach der 2. Behandlung bereits über eine deutliche Besserung, 43 Patienten (37%) zusätzlich nach der 3.Behandlung, und 11 Patienten (10%) kamen zusätzlich nach der 4. Behandlung dazu.

15 Patienten (13%) gaben keine oder nur eine geringe Besserung der Schmerzen an. Wegen Beschwerdepersistenz bzw. Progredienz der neurologischen Symptomatik kam es bei 8 Patienten zur nachfolgenden Operation.

Zur Bewertung der Abhängigkeit des Therapieerfolges von den anamnestischen Angaben wurden Patientengruppen hinsichtlich Alter, Beschwerdedauer und Beruf gebildet.

Es zeigte sich, dass die Altersgruppe zwischen 31-40 Jahren mit 35% am Häufigsten eine akute radikuläre Symptomatik aufwies, gefolgt von der Altersgruppe zwischen 41 und 50 Jahre mit 22%.

Diese Gruppe der 31 bis 50 jährigen ist die Gruppe der hauptberuflich tätigen Patienten. Ein Einfluss auf den Therapieerfolg konnte aber nicht gefunden werden.

Die Beschwerdedauer betrug durchschnittlich 3,87 Tagen. Die kürzeste Schmerzanamnese betrug 1-3 Tage bei 40% Patienten. Die längste Schmerzdauer von 21-28 Tagen trat bei 8 Patienten auf, wobei es dennoch zu einer deutlichen Beschwerdelinderung kam.

Es konnte keine Relation zwischen der hier aufgetretenen Beschwerdedauer und dem Therapieerfolg gefunden werden. Der Pathomechanismus für den akuten Schmerz hat sich offensichtlich nach vier Wochen nicht verändert. Eine Schmerzchronifizierung fand noch nicht statt. In der Literatur wird berichtet, dass es ab einer Schmerzdauer von 7-12 Wochen zu einer Chronifizierung des Schmerzes mit plastisch nervalen Veränderungen, wie oben beschrieben, kommt [53, 114].

Die Analyse der ausgeübten Tätigkeit ergab, dass im untersuchten Patientengut die Gruppe der Patienten mit leichter und mittelschwerer körperlicher Arbeit vermehrt über eine akute Radikulärsymptomatik klagten (84%). In der Patientengruppe mit schwerer körperlicher Arbeit fand sich der kleinste Anteil mit einem akuten Bandscheibenvorfall (16%). Diese Ergebnisse korrespondieren mit den Erfahrungen anderer Autoren [14, 16].

Nach erstem Eindruck ergibt sich hier ein Widerspruch. Um diesen scheinbaren Widerspruch zu deuten, muss man die Entstehung von Bandscheibenvorfällen betrachten und das Bewegungssegment nach Junghanns miteinbeziehen.

Das Bewegungssegment ist ein Funktionskomplex, der die Lagebeziehung der Bandscheibe zu den benachbarten Wirbeln, zu vorderem und hinterem Längsband, zu den Wirbelgelenken und zu den umgebenden Weichteilen berücksichtigt. Alle diese Strukturen sind an einer Bewegung beteiligt und können eine Störung im Bewegungssegment auslösen, die sich dann wiederum auf die anderen Partner des Bewegungssegments auswirken können.

Die Bandscheibe gehört zu den bradytrophen Geweben. Eine Ernährung erfolgt nur über Diffusion und Osmose. Diese erfolgt druckabhängig. Dabei spielt für die Flüssigkeits- und Substanzverschiebung das Gefälle zwischen intra- und extradiskalem onkotischen Druck bzw. zwischen intra- und extradiskalem hydrostatischen Druck einen zentrale Rolle. Mechanische Veränderungen in diesem System beeinflussen vor allem den hydrostatischen Druckgradienten. Mechanische Veränderungen treten durch den Wechsel der Körperposition auf.

Körperliche Bewegung bewirkt durch Be-und Entlastung Flüssigkeitsverschiebungen zwischen intra- und extradiskalem Raum und in der Bandscheibe selbst. Sie ist die Voraussetzung für die Ernährung der Bandscheibe.

Haltungskonstanz, wie sie am häufigsten bei stereotypen Bewegungsmustern auftritt, wirkt sich nachteilig auf den Stoffaustausch aus. Weiterhin kommt es bei Haltungskonstanz zu einer ungleichmäßigen Belastung der Bandscheibe mit zunehmender Dezentralisierung des Gallertkernes. Diese führt zu Flüssigkeits- und Substanzverschiebungen außer – und innerhalb der Bandscheibe mit der Folge einer Mangelernährung für die betroffenen Bandscheibenabschnitte. Mangelernährte Fibroblasten und Chondrozyten bilden Fasern minderer Qualität. Die sonst tolerierten Druckbelastungen führen nun zu Rissbildungen im Anulus fibrosus [87, 128, 131].

Diese radiären Spalten im Anulus fibrosus ermöglichen intradiskale Massenverschiebungen, wobei Teile des Nucleus pulposus und des Faserringes unter Druckbelastung, dem Weg des geringsten Widerstandes folgend, als Bandscheibenvorfall nach außen treten können.

Eine intakte Bandscheibe weist so viel Stabilität auf, dass sie stärksten Gewalteinwirkungen standhält. Nach KRÄMER kommt es „selbst bei maximaler Biegungs-, Kompressions- oder Torsionsbeanspruchung sowohl im Versuch als auch bei Verletzungen eher zu einer Wirbelkörperfraktur als zu Bandscheibenläsionen" [87].

Bei einer degenerierten Bandscheibe mit Rissbildungen im Anulus fibrosus können bereits geringe asymmetrische Belastungen ausreichen, um zu einer Verlagerung von Bandscheibengewebe zu führen [87, 128, 131].

Starke psychische Belastungen ziehen Verspannungen der gesamten, insbesondere der tiefen Rückenmuskulatur nach sich. Diese können wiederum zu funktionellen Störungen hauptsächlich an den kleinen Wirbelgelenken führen. HACK konnte nachweisen, dass es durch eine segmentale Störung im Bereich der Facettengelenke zu einer einseitigen Kompression und Rotation an der Bandscheibe kommt [58, 59].

Die muskelo-skelettären Veränderungen führen ebenfalls über eine ungünstige Druckverteilung an der Bandscheibe zur Mangelernährung mit nachfolgender Bandscheibendegeneration.

Es wird deutlich, dass der Therapieerfolg nicht vom Schweregrad der körperlichen Arbeit abhängig ist.

In den Gruppen mit leichter und mittelschwerer körperlicher Arbeit sind hauptsächlich Berufe wie Lehrerin, Angestellte, Sachbearbeiter und wissenschaftliche Mitarbeiter, Krankenschwester, Pflegekräfte und Ärzte vertreten. Es handelt sich um Berufe mit überwiegend stereotypen Bewegungsmustern und/ oder starken psychischen Belastungen.

Die für das Entstehen von Bandscheibenvorfällen verantwortlichen pathologischen Haltungs- und Bewegungsmechanismen können in allen drei gewählten Gruppen auftreten.

Weiterhin wurde der mögliche Zusammenhang zwischen Therapieerfolg und Vorliegen von Vorerkrankungen an der Wirbelsäule bzw. allgemeinen internistischen Erkrankungen untersucht.

Es wurde kein Zusammenhang zwischen dem Schweregrad der degenerativen Veränderungen im Röntgenbild wie Spondylosis deformans, Osteochondrose, Spondylarthrosen und dem Therapieerfolg gefunden.

Es wurde jedoch eine Abhängigkeit des Therapieerfolges vom Vorliegen schwerer Wirbelsäulenvorerkrankungen wie Rezidivvorfälle und bereits operierte Bandscheibenvorfälle gefunden.

Alle fünf Patienten, die in der Anamnese eine Bandscheibenvorfall oder eine Operation wegen eines Bandscheibenvorfalls angaben, zeigten nur eine geringe Besserung nach der Therapie.

Begleitende allgemeine internistische Erkrankungen hatten keinen Einfluss auf den Therapieerfolg. Von 29 Patienten mit zusätzlichen inneren Erkrankungen fanden sich nur drei Patienten mit besonders schweren Krankheitsbildern wie ausgeprägtem M. Parkinson, Dickdarmcarcinom und myeloproliferativem Syndrom in der Gruppe der Therapieversager wieder.

Abschließend noch einige Bemerkungen zur Gruppe der Therapieversager. 13 % der Patienten zeigten keine oder nur eine geringe Besserung der Beschwerden. Hier ist neben dem Vorliegen schwerer Begleiterkrankungen auch ein möglicher ungünstiger Einfluss psychischer Faktoren auf den Schmerz zu diskutieren. Vorstellbar wäre ein sekundärer Krankheitsgewinn oder ein Konflikt zwischen Wunsch nach Beschwerdebesserung einerseits und dem Wunsch nach weiterer Aufrechterhaltung der Arbeitsunfähigkeit aufgrund noch bestehender Schmerzen andererseits. Dies wurde durch die bei diesen Patienten überdurchschnittlich auftretende Arbeitsunfähigkeit bestätigt.

Allgemeine und spezielle (punktionsbedingte) <u>Komplikationen,</u> sowie Nebenwirkungen traten bei der untersuchten Injektionstechnik nicht auf. In vier Fällen kam es post injectionem zu leichten passageren Kreislaufreaktionen. In drei Fällen kam es zum leichten Blutdruckabfall, in einem Fall zum Blutdruckanstieg. In allen Fällen kam es nach einigen Minuten (die Nachbeobachtungszeit in der Praxis beträgt 30 Minuten) spontan wieder zur Kreislaufstabilisierung.

Eine Allergie auf Procain wurde zu keiner Zeit beobachtet.

Die erzielten guten Ergebnisse bei der Behandlung des akuten lumbalen Radikulärsyndroms beim lumbalen Bandscheibenvorfall mit der indirekten Grenzstranginjektion nach MINK lassen sich anhand der Pathogenese des behandelten Krankheitsbildes erklären.

Zu den schmerzempfindlichen Strukturen an der Wirbelsäule zählen die komprimierte Nervenwurzel, das hintere Längsband, der dorsale Anulus fibrosus, das Periost und die Wirbelgelenkkapsel.

Im Gegensatz zu KRÄMER zählt nach BOGDUK die Bandscheibe selbst zu den schmerzempfindlichen Strukturen, da sie nach seinen Studien über Nervenfasern und Nervenendigungen verfügt [20].

Die nervale Versorgung der genannten Strukturen übernimmt der R. meningeus (Synonym: N. sinusvertebralis), ein Ast des Nervus spinalis, der distal vom Spinalganglion abgeht. Nach Aufnahme von sympathischen Fasern aus dem Grenzstrang zieht er durch das Foramen intervertebrale wieder in den Spinalkanal zurück und verzweigt sich in den R. ventralis und R. dorsalis.

Die Facettengelenke selbst werden durch mediale Äste des R. dorsalis nociceptiv versorgt.

Das hintere Längsband wird sympathisch über den R. recurrens des R. meningeus innerviert.

Die enge Lagebeziehung der Facettengelenke zu den Foramina intervertebralia und zu den spinalen Nerven bzw. deren Nervenästen ist von entscheidender Bedeutung für den therapeutischen Ansatz der indirekten Grenzstranginjektion nach MINK.

Beim dorsolateralen Bandscheibenvorfall kommt es zur Schmerzentstehung über eine mechanische Reizung von Nociceptoren des dorsalen Anulus fibrosus, des hinteren Längsbandes, und des R. meningeus der Nervenwurzel und, je nach Größe des Vorfalls, der Spinalwurzel selbst.

Diese kann dabei angehoben und gegen den Wirbelbogen komprimiert werden. Die Kompression bzw. der mechanische Reiz wird durch die Eigenschaft des Bandscheibengewebes, bei Wegfall des Bandscheibendruckes zu quellen, verstärkt. Es kann dabei zu einer erheblichen Volumenzunahme des prolabierten Gewebes kommen.

Weiterhin bedingt muskulärer Hartspann eine zusätzliche Kompression der Radix. Von Bedeutung ist hierbei die enge Vernetzung des tonischen Systems der Muskulatur mit dem Vegetativum.

Die Rolle des Sympathicus bei der Schmerzentstehung und insbesondere der Wahrnehmung ist unbestritten. So ist der Sympathicus (lumbaler Grenzstrang) schon auf Grund seiner Topographie bei der Entstehung und Übertragung von Schmerzen aus tiefen lumbalen Strukturen (Facetten, vorderer Teil der Bandscheiben, hinteres Längsband) beteiligt.

Der afferente Impulsstrom wird über eine sympathisch efferente Rückkoppelung moduliert und beeinflusst die Schmerzwahrnehmung [23, 72, 73].

Eine weitere Ursache für die Schmerzentstehung ist die chemisch/ biochemische Reizung des N. spinalis durch den pH-Wert der Bandscheibe. Dieser pH-Wert ist nicht konstant und abhängig von der chemischen Zusammensetzung des prolabierten Bandscheibenmaterials. Bei niedrigen pH-Werten (kleiner als 7) kommt es zu entzündliche Veränderungen an den Nervenwurzeln mit Bildung von reaktivem Narbengewebe. KRÄMER nennt diesen Vorgang auch „biochemisch induzierte Nervenwurzelirritation".

Die Entzündungsreaktion geht mit einer erhöhten Kapillarpermeabilität und entsprechendem Ödem entlang der Nervenwurzel einher und führt zu einer Störung der lokalen Blutversorgung. Das Ödem wird dadurch verstärkt (Circulus vitiosus) [5,87].

Beim lumbalen Wurzelreizsyndrom durch Bandscheibenvorfall handelt es sich zusammengefasst nicht um einen reinen Nervenschmerz im Sinne der Neuralgie, sondern um ein komplexes Krankheitsbild. Es bildet die Grundlage für den Ansatz der Neuraltherapie mit Procain. Die <u>regulatorischen Vorgänge</u> laufen dabei wahrscheinlich wie folgt ab:

1) Durch die Procainbehandlung kommt es zunächst zur Unterdrückung der Schmerzreaktion am Nerven. Das Procain erreicht über die Injektion an die kleinen Wirbelgelenke durch Diffusion den N. spinalis, welcher aus dem Foramen intervertebrale austritt. Durch dessen Aufzweigungen (R. meningeus, R. ventralis und R. dorsalis) gelangt es über die Rami communicantes zusätzlich zum Truncus sympathicus.

Die Schmerzleitung und die pathologische Reizung des am Schmerzgeschehen mitbeteiligten Sympathicus werden durch diese Injektion unterbrochen, denn es macht keinen Unterschied, ob der reizleitende Nerv direkt oder über seine Äste infiltriert wird. Die Funktion des Sympathicus wird normalisiert. Der reflektorische Hartspann der tiefen Rückenmuskeln wird aufgehoben.

2) Eine weitere direkte Schmerzbeeinflussung des Procains ist durch den von HEINE beschriebenen Wirkmechanismus denkbar. So soll das Procain bzw. dessen Metabolit Diaethylaminoethylat (DEAE) endogene Endocannabinoidanaloga bilden, die über eine Besetzung der Vanilloidrezeptoren den Schmerz hemmen [69].

3) Procain greift vermutlich direkt in das Entzündungsgeschehen ein. Ursache könnte sein hohes Redoxpotential von +290mV sein.

Weiterhin wird vermutet, dass Membranionenkanäle in verschiedenen Positionen blockiert werden können und über eine Änderung der Membranleitfähigkeit eine Mitbeteiligung an der Zelldifferenzierung, Zellaktivierung und Zykluskontrolle möglich ist [39, 86, 88,89].

Entzündungsreaktionen werden zunächst vom unspezifischen, später vom spezifischen Immunsystem durchgeführt.

Vermittlungssubstanzen bei der Entzündung sind Verbindungen aus Plasmaproteinen wie Histamin, Bradykinin u.a.

Zellassoziierte Entzündungsmediatoren sind die Arachidonsäuremetaboliten (Prostaglandine, Thromboxan A_2, Leukotriene) und die Zytokine (davon die wichtigsten: IL-1, IL-6, TNF-a).

Protektive Substanzen bei der Entzündung sind die Antioxidantien. Die Bildung freier Sauerstoffradikale, auch „respiratory burst", läuft wie folgt ab:

$$2O_2 + NADPH \rightarrow 2O_2^- + NADP^+ + H^+$$

Die Superoxidanionen ($2O_2^-$) werden durch die Superoxiddismutase zu Wasserstoffsuperoxid reduziert.

$$2O_2^- + 2H^+ \rightarrow H_2O_2 + O_2$$

Die Reaktionen zur Bildung freier Sauerstoffradikale sind Redoxreaktionen. Das Unschädlichmachen der freien Radikale erfolgt über spezielle Enzyme, z.B. die Katalase und die Peroxydase. Sie werden als primäre Antioxidantien bezeichnet. Antioxidantien wirken über das Redoxpotential. Das Redoxpotential ist ein Maß dafür, ob eine Substanz oxidierend und/ oder reduzierend wirkt. Interessant ist hierbei die Tatsache, dass das Redoxpotential für Procain von +290mV mit dem dieser Enzyme übereinstimmt.

KOBAYASHI et al halten eine starke Beteiligung zellassoziierter Entzündungsmediatoren und freier Sauerstoffradikale (in der Arbeit speziell das NO = Nitoxylradikal) bei der Entstehung der Radikulitis für wahrscheinlich [83].

AZUMA et al, DOLGANIUC et al, HYVÖNEN et al und PECK SL et al wiesen nach, dass Procain die Bildung freier Sauerstoffradikale hemmt [6, 38, 77,111].

HÖNEMANN et al wiesen einen hemmenden Effekt von Bupivacain auf Entzündungsmediatoren des Arachidonsäurestoffwechsels, speziell von Prostaglandin E_2 nach [75].

VRABIESCU et al stellten im Tierversuch fest, dass Procain und sein Metabolit Diaethylaminaethanol signifikant die Ausschüttung der Oberflächenmarker MCH-Klasse I und II auf Lymphozyten hemmt. Oberflächenmarker spielen eine wichtige Rolle bei der Auslösung einer Immunreaktion [142].

SINCLAIR et al fanden, dass die Zugabe von amidstrukturierten Lokalanästhetika wie Lidocain, Bupivacain oder Ropivacain zu Kurzzeitkulturen humaner mononukleärer Zellen die Produktion der zellassoziierten Entzündungsmediatoren IL-1_a und des Entzündungsmediators Leukotrien B_4 hemmt bzw. verringert. Der Einfluss von Procain wurde leider nicht untersucht [123].

Bei der Entzündung wird auch die Blutgerinnung aktiviert. Es kommt zur Thrombozytenaggregation.

HAHNENKAMP et al, ODOOM et al, CHAN et al und BORG et al fanden einen hemmenden Effekt von Lokalanästhetika auf die Thrombozytenaggregation, u.a. durch Aktivierung der Fibrinolyse (Erhöhung von Plasminogen-Aktivator und dem wichtigsten Thromboseschutzprotektin Antithrombin III) und gleichzeitige Hemmung der Koagulation (Erniedrigung von fibrinstabilisierenden Gerinnungsfaktoren VIII, XIII). WATALA et al beschrieben zusätzlich einen schützenden Effekt von Procain auf die Thrombozyten durch Verminderung der Freisetzung von intrazellulärem Calcium und P-Selektin. Beide sind wichtig für die Thrombozytenaktivierung[21, 30, 60, 107].

In der Literatur gibt es weitere Arbeiten, die entzündungshemmende Eigenschaften von Procain beschreiben.

FLECKENSTEIN et al wiesen eine antihistaminische Wirkung des Procain nach [61].

MUSCHAWEK et al stellten einen eigenständigen kapillarabdichtenden Effekt für das Procain fest [103].

OETTMEIER et al. beschrieben nach Behandlung mit Procain einen Rückgang von CRP bei chronisch entzündlichen Erkrankungen [108].

Bei der indirekten Grenzstranginjektion nach MINK wirken die aufgezeigten verschiedenen systemischen Effekte der Neuraltherapie mit Procain und bedingen zusammengefasst:

- a) eine Normalisierung nervaler Irritationen über einen Unterbrechung nociceptiver Afferenzen und/ oder Blockierung sympathischer Efferenzen

- b) eine Hemmung der begleitenden entzündlichen Reaktionen mit Minderung der Kapillarpermeabilität, Abbau des Ödems und Verbesserung der Trophik.

- c) eine mögliche Schrumpfung auf das gequollene prolabierte Bandscheibenmaterial mit weiterer mechanischer Druckentlastung

- d) eine Aufhebung des reflektorischen Muskelhartspanns

Procain bewirkt eine über den anästhesierenden Effekt hinausgehende Schmerzfreiheit.

6. Schlussfolgerungen

Die indirekte Grenzstranginjektion nach MINK ist bei der Therapie des akuten Radikulärsyndroms durch Bandscheibenvorfall eine empfehlenswerte, weil risikoarme und hochwirksame Behandlungsmethode. Ihre allgemeine Einführung und breite Anwendung in der Praxis stellt eine wertvolle Bereicherung der Schmerztherapie dar.

Die im Kapitel „Zielsetzung der Arbeit" gestellten Fragen können wie folgt beantwortet werden:

1) Die Neuraltherapie mit Procain in Form der indirekten Grenzstranginjektion nach MINK bessert deutlich die akute radikuläre Schmerzproblematik beim Bandscheibenvorfall.

2) Die Therapie ist mit einer Besserungsrate von 72% im Alltag (ODI) und von 78% in der subjektiven Beurteilung des Schmerzes mittels der Numerischen Analogscala erfolgreich.

3) Der Therapieerfolg ist unabhängig vom Alter der Patienten, von der Beschwerdedauer im Rahmen der akuten Schmerzdefinition und von der beruflichen Tätigkeit. Psychische Faktoren und schwere Begleiterkrankungen hingegen können die Besserung der Beschwerden negativ beeinflussen.

4) Die in der vorliegenden Arbeit dargestellten Therapieergebnisse sind nicht mit in der Literatur veröffentlichten Ergebnissen vergleichbar. Die Autoren beziehen sich auf anderen Injektionstechniken, Indikationen und Medikamente. Die vorliegende Studie stützte sich allein auf die Einzelbeobachtung aus der Praxis und auf das Resultat der Therapiemethode.

5) Die vorgestellte Therapiemethode ist sicher in der ambulanten Praxis durchzuführen. Lokale oder systemische Nebenwirkungen oder allergische Reaktionen traten am untersuchten Patientengut nicht auf.

7. Zusammenfassung

In der vorliegenden Arbeit wurde erstmals die Wirksamkeit der indirekten Grenzstranginjektion nach MINK beim akuten Radikulärsyndrom durch Bandscheibenvorfall in der Praxis untersucht und bewertet.

Diese Injektion wurde im Sinne der Neuraltherapie mit 1%igen Procain durchgeführt.

Alle 115 Patienten der Studie litten an einem akuten radikulären Schmerzsyndrom bei lumbalem Bandscheibenvorfall. Das Durchschnittsalter betrug 45 Jahre.

Bis zum Eintreten einer deutlichen Beschwerdelinderung waren in der Regel drei Injektionen im wöchentlichen Abstand notwendig.

Der durchschnittliche NAS-Wert lag bei der Aufnahmeuntersuchung bei 8,3 und bei der Nachuntersuchung im Mittelwert bei 3,7. Von 85% der Patienten mit sehr starken Schmerzen konnten 78,2 % deutlich gebessert werden.

Weiterhin wurde ein durchschnittlicher ODI vor Therapiebeginn von 72% und bei der Nachuntersuchung von 38% ermittelt.

Komplikationen und allergische Reaktionen wurden nicht beobachtet.

Die Therapieergebnisse wurden anhand der komplexen Wirkweise der Neuraltherapie und der systemischen Eigenschaften des Procains diskutiert und mit gut bewertet. Es kommt zu Wirkungen auf:

- die periphere nociceptive Afferenz (Rezeptorschmerz)
- die periphere Nervenleitung
- das vegetative Nervensystem, einschließlich nociceptiver sympathischer Impulse
- die Entzündungsreaktion

mit Auslösung von analgetischen, antientzündlichen, vasoaktiven, immunstimulierenden und regulativen Effekten. Der akute Schmerz wird gelöscht.

Die vorgestellten Ergebnisse belegen die gute Wirksamkeit der Neuraltherapie mit Procain. Die beschriebene Methode bietet den Vorteil des schnellen Einsatzes. Sie ist nicht strahlenbelastend. Es treten keine nennenswerten Komplikationen auf.

Wegen der geringen Invasivität, dem geringen personellen Aufwand, dem fehlenden Gerätebedarf und der leichten Wiederholbarkeit des Verfahrens ist die indirekte Grenzstranginjektion nach MINK ambulant leicht durchzuführen. Sie ist zusätzlich kostengünstig, effektiv und wirtschaftlich.

Zusammengefasst stellt die Neuraltherapie mit Procain in Form der indirekten Grenzstranginjektion nach MINK eine geeignete, sichere und therapeutisch sinnvolle Methode für die Behandlung des akuten lumbalen Radikulärsyndroms beim Bandscheibenvorfall dar.

Die Ergebnisse dieser Arbeit sollen anregen, weitere klinische Studien durchzuführen, die den hohen Stellenwert der Neuraltherapie mit Procain belegen.

Literaturverzeichnis

1. Abram SE
   Treatment of lumbosacral radiculopathy with epidural steroids
   Anesth 1999; 91: 1937-1941

2. Apley G, Louis S
   Apleys System of Orthopaedics and Fractures / Orthopädie, dt.Übersetzung von Berghof, R. S.
   Chapman and Hall Verlag 2001

3. Ärztliche Zentralstelle Qualitätssicherung
   Leitlinien-Clearing-Bericht „Akuter Rückenschmerz"; Bd. 7
   W. Zuckschwerdt Verlag, München 2001

4. Awad JN, Moskovich R
   Lumbar disc herniations: surgical versus nonsurgical treatment
   Clin. Orthop. Relat. Res. 2006; 443: 183-197

5. Aydin MV, Sen O, Kayaselcuk F et al
   Analysis and prevalence of inflammatory cells in subtypes of lumbar disc herniations under cyclooxygenase-2 inhibitor therapy.
   Neurol. Res. 2006; 27: 609-612

6. Azuma Y, Shinohara M, Wang Pl et al
   Comparison of inhibitory effects of local anaesthetics on immune functions of neutrophils
   Int J Immunopharmacol 2000; 22: 789-796

7. Bader H
   Lehrbuch der Pharmakologie und Toxikologie
   Edition Medizin 1985

8. Badtke G
   Lehrbuch der Sportmedizin
   J.A. Barth Verlag 1995

9. Badtke G/ Mudra I
   Neuraltherapie, Lehrbuch und Atlas;
   Ullstein Medical Verlag 1998

10. Barop H
    Taschenatlas der Neuraltherapie nach Huneke
    Hippokrates Verlag 2001

11. Beck-Föhn M
    Zur Diagnostik des lumbalen Wurzelreizsyndroms
    Manuelle Medizin1995; 33: 4: 121-123

12. Becke H
    Möglichkeiten der Neuraltherapie
    Neue Zeit – Berlin 1984; 12: 5

13. Becke H
    Neuraltherapie und Kreuzschmerz
    Natura Med 1995; 10: 6: 33 – 39

14. Becke H
    Neuraltherapie bei Kreuzschmerz und Migräne
    Hippokrates Verlag 1991

15. Becke H
    Das Problem der Nichtansprechbarkeit der Akupunktur oder verwandter Techniken-komplementärer Einsatz der Neuraltherapie.
    Dosch, P: Neuraltherapie nach Huneke Bd. 1991; 14: 104-10

16. Becke H
    Die Neuraltherapie und ihre Einsatzmöglichkeiten in der medizinischen Grundbetreuung
    Habilitationsschrift, Akademie f. ärztliche Fortbildung Berlin 1991

16A Becke, M.
    Procain und die Diskussion um die Allergie
    Ganzheitsmed.,1997;1:10:7-12

17. Bergsmann O
    The actual level of neural therapy
    Rheuma 1985; 5: 11-16

18. Berlis A
    Conservative and minimally invasive treatment modalities at the spine
    Med. Mon. Pharm. 2007; 30: 1: 17-24

19. Blankenbaker DG, de Smet AA, Stamczak JD et al
    Lumbar radiculopathy: treatment with selective lumbar nerve root blocks-Comparison of effectiveness of triamcinolone and betamethasone injectable suspensions
    Radiology 2006; 237: 738-741

20. Bogduk N
    Pathology of lumbar disc pain
    Manuelle Medizin 1992; 30: 8-16

21. Borg T, Modig J
    Potential anti-thrombotic effects of local anaesthetics due to their inhibition of platelet aggregation
    Acta Anaesth. Scand 1985; 29: 739-742

22. Boswell MV, Colson JD, Sehgal N et al
    A systematic review of therapeutic facet joint interventions in chronic spinal pain
    Pain-Physician 2007; 10: 1: 229-253

23. Brassel L
    Die neuraltherapeutische Behandlung bei röntgenologisch nachgewiesenem Diskusprolaps.
    Dosch, P.: Neuraltherapie nach Huneke 2002; Bd. 16: 115 ff.

24. Breusch S/ Mau H/ Sabo D
    Klinikleitfaden Orthopädie
    Urban/Fischer Verlag 2006

25. Buchmann J
    Taktisch-therapeutisches Verhalten bei Lumboischialgiesyndrom
    Ärztl. Fortbildung 1985; 79: 619-621

26. Buchner M, Zeitfang F, Brocai DRC et al
    Epidural corticosteroid injection in the conservative management of sciatica
    Clin. Orthop. Relat. Res. 2000; 375: 149-156

27. Caretta S, Leclaire R, Marcoux S
    Epidural corticosteroid injections for sciatica due to herniated nucleus pulposus
    N. Engl. J. Med. 1997; 336: 1634-1640

28. Carrera GF
    Lumbar facet joint injection in low back pain and sciatica. Description of technique.
    Radiology 1980; 137: 661-664

29. Carrea GF
    Lumbar facet joint injection in low back pain and sciatica. Preliminary results.
    Radiology 1980; 137: 665-667

30. Chan WP, Levy JV
    Effects of antiplatelet agents on platelet aggregation induced by platelet-activating factor
    (PAF) in human whole blood.
    Prostagl. 1991; 42: 227-342

31. Conradi E
    The treatment cross-hurt from the physiotherapy view.
    Ärztl. Fortbild. 1987; 81: 819-821

32. Cuckler JM, Bernini PA, Wiesel SW et al
    The use of epidural steroid in the treatment of lumbar radicular pain.
    A prospective, randomized, double-blind study.
    J.Bone Jt. Surg. 1985; 67-A: 63-66

33. Cyteval C, Fescquet N, Thomas E, et al
    Predicitve factors of efficacy of periradicular corticosteroid injections for lumbar
    radiculopathy
    AJNR 2006; 27: 987-981

34. Dahmen G
    Tiefsitzender Rückenschmerz.
    Ciba-Geigy Verlag 1994

35. Debrunner AM
    Orthopädie/ orthopädische Chirurgie
    Hans Huber Verlag 2005

36. DePalma MJ, Bhargava A, Slipman CW
    A critical appraisal of the evidence for selective nerve root injection in the treatment of lumbosacral radiculopathy.
    Arch. Phys.Med. Rehabil. 2005; 86: 1477-1483

37. Deyo RA
    Focus on research: back surgery – who needs it?
    New Engl J Med 356: 2239-2243

38. Dolganiuc A, Radu D, Olinescu A, et al (1998)
    Procain and diethylaminoethanol influence on the release of free oxygen radicals by polymorphonuclear leukocytes, in rabbits and humans
    Roum Arch Microbiol Immunol 1998; 57: 23-32

39. Dosch P
    Lehrbuch der Neuraltherapie nach Huneke (Therapie mit Lokalanästhetika)
    Haug Verlag 1995

40. Dosch P
    Körpereigene Abwehr und Neuraltherapie
    Dosch, P: Neuraltherapie nach Huneke 1989; Bd. 13: 81

41. Dvorak J, Grob D
    Epidural injections – What are we sure of?
    Orthop. 2004; 33: S 591-593

42. Eder M, Tilscher H
    Schmerzsyndrome der Wirbelsäule, Grundlagen, Diagnostik, Therapie
    Hippokrates Verlag Stuttgart 1991

43. Eder M, Tilscher H
    Chirotherapie
    Hippokrates Verlag 1998

44. Ekman EF, Koman LA
    Acute pain following musculoskeletal injuries and orthopaedic surgery: mechanisms and management
    Instr. Course Lect. 2005; 54 : 21-33

45. Fairbank Jeremy CT
    The Oswestry Disability Index
    Spine Vol. 2000; 25: 22

46. Feller K, Hüller H
    Spezielle klinische Pharmakologie
    Berlin Volk und Gesundheit 1987

47. Fischer L
    Neuraltherapie nach Huneke
    Hippokrates Verlag 2007

48. Flöter T
Grundlagen der Schmerztherapie
Medizin u. Wissen Verlag 1998

49. Fredman B, Zohar E, Nun MB et al
The effect of repeated epidural sympathic nerve block on „failed back surgery"-associated chronic low back pain
J. Clin Anesth 1999; 11: 46-51

50. Friedly J, Chan L, Deyo R
Increases in lumbosacral injections in the Medicare population: 1994 to 2001
Spine 2007; 32: 1754-1760

51. Galm R
Sakroiliakale Dysfunktion bei radiologisch gesichertem Bandscheibenvorfall
Manuelle Medizin 1997; 4: 206-209

52. Gentry Cl, Lukas RJ
Local anesthetics noncompetitively inhibit function of four distinct nicotinic acetylcholine receptor subtypes
J Pharmacol Exp. Ther. 2001; 299: 1038-1048

53. Gerdesmeyer L
Minimally invasive percutaneous epidural neurolysis in chronic radiculopathy.
A prospective feasibility trial
Orthopädie 2003; 32: 869-876

54. Gleditsch J
Akupunktur als Ergänzung zur Neuraltherapie
Dosch, P: Neuraltherapie nach Huneke 1991; Bd. 14: 193

55. Göbel J
Die andere Seite der Lokalanästhetika
Dosch, P: Neuraltherapie nach Huneke 1986; Bd. 10: 19

56. Grönemeyer D, Seibel R, Schindler O et al
Microinvasive CT guided periradicular therapy for treatment of chronical functional disorders of the spine
WMW 1995; 145: 129-139

57. Gross D
Therapeutische Lokalanästhesie
Hippokrates Verlag 1985

58. Hack A
Development of disk prolapse and impaired movability of joints in the lumbar vertebral column
Manuelle Medizin 2000; 38: H. 1: 33-35

59. Hack A
Therapeutische Ergebnisse mit der Muscle energy technique nach Mitchel beim Bandscheibenvorfall der Lendenwirbelsäule
Manuelle Medizin 2002; 40: H. 3: 141-145

60. Hahnenkamp K, Theilmeier G, van Aken HK et al
The effects of local anesthetics on perioperative coagulation, inflammation and microcirculation
Anaesth Analg. 2002; 94: 1441-1447

61. Hahn-Godeffroy JD
Procain in der Neuraltherapie nach Huneke -Zusammenfassende Bewertung-
Dosch, P: Neuraltherapie nach Huneke 2002; Bd. 16: 36

62. Hahn-Godeffroy JD
Neuraltherapie nach Huneke – Störfeldtherapie
Medizinisch Literarische Verlagsgesellschaft mbH, 2. Aufl. 2004

63. Hahn-Godeffroy JD
Wirkungen und Nebenwirkungen von Procain: Was ist gesichert?
Komplement. Integr. Med. 2007; 02: 32-34

64. Hanefeld C, Miebach T, Bulut D et al
Cardiovascular effects of lumbar nerve root infiltration
Orthop. 2005; 143: 86-91

65. Hattori M, Dohi S, Nozaki M et al
The inhibitory effects of local anaesthetics on sueroxide generation of neutrophils correlate with their partition coefficients
Anaesth. Analg. 1997; 84: 405-412

66. Heine H
Lehrbuch der biologischen Medizin
Hippokrates Verlag 2007

67. Heine H
Wirkt Neuralthcrapie nach Huneke über das periphere Endocannabinoidsystem?
Ärztezeitschrift f. Naturheilverfahren 2003; 44:4: 212 – 220

68. Heine H
Neuraltherapie nach Huneke. Zur Molekularbiologie von Procain
Ärztezeitschrift f. Naturheilverfahren 2006; 47:9: 601-605

69. Heine H
Stress und Grundregulation – Wirkungsweise von Akupunktur und Neuraltherapie
Dt. Zeitschrift f. Akupunktur 2006; 49:3: 26-31

70. Helbig T, Lee CK
The lumbar facet syndrome
Spine 1988;13: 61-64

71. Herget FH
    Retrospektive Studie: Procain und seine Nebenwirkungen
    Pascoe: Die Neuraltherapie nach Huneke. Informationsschrift 1994

72. Hildebrandt J, Pfingsten M
    Long-term pain therapy
    Chirurg 1996; 67: 681-687

73. Hildebrandt J
    Relevance of nerve blocks in treating and diagnosing low back pain
    -is the quality decivise?
    Schmerz 2001; 15: 474-483

74. Hollmann MW, Ritter CH, Henle P et al
    Inhibition of m3 muscarinic acetylcholine receptors by local anaesthetics
    Br J Pharmacol 2001; 133: 207-216

75. Hönemann CW, Heyse TJ, Möllhoff T et al
    The inhibitory effect of bupivacaine on prostaglandin E2 (EP1) receptor functioning:
    Mechanism of action
    Anesth. Analg. 2001; 93: 628-634

76. Huffmann G, Braune HJ
    Läsionen des peripheren Nervensystems
    Einhorn -Presse Verlag 1992

77. Hyvönen PM, Kowolik MJ
    Dose-dependent suppression of hte neutrophil respiratory burst by lidocaine
    Acta Anesth. Scand. 1998; 42: 565-569

78. Jackson RP, Jacob RR., Montesano PX
    Facet joint injection in low back pain. A prospective statistical study
    Spine 1988; 13: 966-997

79. Janda V
    Manuelle Muskelfunktionsdiagnostik
    Ullstein Mosby GmbH u. Co. KG 1994

80. Jasper JF
    Lumbar retrodiscal transforminal injection
    Pain Phys. 2007; 10: 501-510

81. Junghanns H
    Die Wirbelsäule in Forschung und Praxis, Referatenband 1974/I und 1974/ II
    Hippokrates Verlag Stuttgart 1974

82. Junghanns H
    Die Wirbelsäule unter den Einflüssen des täglichen Lebens, der Freizeit, des Sports
      Hippokrates Verlag 1986

83. Kobayashi S, Baba H, Uchida K et al
Effect of the mechanical compression on the lumbar nerve root: Localization and changes of intraradicular inflammatory cytokines, nitric oxide and cyclooxygenase
Spine 2005; 30: 1699-170

84. Kokemohr H
Manuelle Medizin und therapeutische Lokalanästhesie/ Neuraltherapie
Manuelle Medizin 1996; 34: 23-24

85. Komori H, Shinomiya K, Nakai O et al
The natural history of herniated nucleus pulposus with radiculopathy
Spine 1996; 21: 225-229

86. Koo GC, Blake JT, Talento A et al
Blockade of the voltage-gated potassium channel Kv.1.3. inhibits immune responses in vivo.
J. Imm. 1997; 158: 5120-5128

87. Krämer J
Bandscheibenbedingte Erkrankungen
Thieme Verlag 2006

88. Lamers H
Die Heilwirkung des Lokalanästhetikum Procain in der Neuraltherapie nach Huneke liegt in der Repolarisierung u. Stabilisierung der Cytochromoxydase
Dosch, P: Neuraltherapie nach Huneke 1987; Bd. 11: 39

89. Leonard RJ, Garcia ML, Slaughter RS
Selective blockers of voltage-gated K^+ channels depolarise human T-lymphocytes: Mechanism of the antiproliferative effect of charybdotoxin;
PNAS USA 1992; 89: 10094-10098

90. Linhardt O, Madl M, Boluki D et al
Minimally invasive injection therapy in lumbar syndromes
Orthop. 2007; 36: 49-5

91. Lu, WY, Bieger D
Inhibition of nicotinic cholinoceptor mediated current in vagal motor neurons by local anaesthetics
Can J Physiol Pharmacol 1996; 74: 1265-1269

92. Lutze M, Stendel R, Vesper J et al
Periradicular therapy in lumbar radicular syndromes: methodology and results
Acta Neurochi.(Wien) 1997; 139: 719-724

93. Lynch MC, Taylor JF
Facet joint injection for low back pain. A clinical study
J Bone 1986; 68: 138-141

94. Maldjian C, Mesgarzadeh M, Tehranzadeh J
Diagnostic and therapeutic features of facet and sacroiliac joint injection
Radiol.Clin.N.A. 1998; 36: 3: 497-508

95. Manchikanti L, Singh V
Periradicular infiltration for sciatica
Spine 2002; 27: 215-217

96. Mannion AF
Lumbale Rückenschmerzen, Vergleich von 3 Therapieverfahren
Manuelle Medizin 2001; 39: 4: 170-176

97. Markwardt F
Allgemeine und spezielle Pharmakologie
Volk und Gesundheit 1989

98. Mayer HM
The delayed OP-indications for surgery of lumbar disc herniations
Orthop. Unfall 2005; 143: 287-291

99. McLain RF, Kapural L, Mekhail NA
Epidural steroid therapy for back and leg pain: mechanisms of action and efficacy
Spine J. 2005; 5: 191-201

100. MINK, E.
Procaintherapie nach Huneke in der Gynäkologie
Medizinischer Verlag Stuttgart 1973

101. Mummenthaler M
Neurologie
Thieme Verlag 2006

102. Müller G
Die Injektionstherapie bei Schmerzzuständen im Lumbalbereich
Manuelle Therapie / Buchmann J, 1984: 206

103. Muschaweck R
Pharamkologische u. physiologische Wirkungen von Lokalanästhetika u. Voraussetzung zur sog. Heilanästhesie
Dosch, P: Neuraltherapie nach Huneke 1989; Bd. 13: 11

104. Narozny M, Zanetti M, Boos N
Therapeutic efficacy of selective nerve root blocks in the treatment of lumbar radicular leg pain
Swiss Med Wkly 2001; 131: 75-80

105. Ng, L, Chaudhary N, Sell P
The efficacy of corticosteroids in periradicular infiltration for chronic radicular pain
A randomized, double-blind, controlled trial
Spine 2005; 30: 875-862

106. Nicholson B
Differential diagnosis: nociceptive and neuropathic pain.
Am. J. Manag. Care 2006; 12: 256-262

107. Odoom JA, Doktor PW, Sturk A
The influence of epidural analgesia on platelet function and correlation with plasma Bupivacaine concentrations
Eur J. An. 1988 ; 5 : 305-312

108. Oettmeier R, Reuter U
Systemische Regulations-und Schmerzbehandlung mit Procain-Basen Dauerinfusion
Natura Med 1999; 14: 17-21

109. Olmarker K
Radicular pain – recent pathophysiologic concepts and therapeutic implications
Schmerz 2001;15: 425-429

110. Osthus H
Cross-cultural adaptation of a German version of the Oswestry Disability Index and evaluation of its measurement properties
Spine 2006, 31

111. Peck SL, Johnston RB, Horwitz LD
Reduced neutrophil superoxide anion release after prolonged infusions of lidocaine
J. Pharm. Exp. Th. 1985; 235: 418-422

112. Pischinger A
Das System der Grundregulation; Grundlagen für eine ganzheitliche biologische Theorie der Medizin
Karl F. Haug Verlag, 4. Aufl. 1983

113. Riew KD, Yin Y, Gilula L et al
The effect of nerve-root injections on the need for operative treatment of lumbar radicular pain. A prospective, randomized, controlled, double-blind study
J Bone Jt Surg 2000; 82: 1589-1593

114. Rohde J
Comparative study of pain reduction in patients with acute lumbar radicular and pseudoradicular syndrome after inpatient manual therapy and complex physical and pain therapy
Manuelle Medizin 2002; 40: 203-209

115. Rosen CD, Kahanovitz N, Bernstein R et al
A retrospective analysis of the efficacy of epidural steroid injections
Clin. Orthop. Relat. Res. 1988; 228: 270-272

116. Ryang YM, Rohde I, Ince A et al
Lateral transmuscular or combined interlaminar/paraisthmic approach to lateral lumbar disc herniation? A comparative clinical series of 48 patients.
J. Neurol. Neurochir. Psych. 2005; 76: 971-976

117. Sachse J / Schildt-Rudloff K
Manuelle Untersuchung und Mobilisationsbehandlung der Wirbelsäule
Ullstein Mosby Verlag 1992

118. Sasagwa S
Inhibitory effects of local anesthetics on migration, extracellular release of lysosomal enzyme and superoxide anion production in human polymorphonuclear leukocytes
Imm. 1999; 13: 607-622

119. Schaufele MK, Hatch L, Jones W
Interlaminar versus transforminal epidural injections for the treatment of symptomatic lumbar intervertebral disc herniations
Pain Physic. 2006; 9: 361-366

120. Schild-Rudloff K
Zum Stellenwert der Muskulatur in der Manuellen Medizin
Manuelle Medizin 1995; 33: 4: 101-106

121. Schmidt KL, Drexel H, Jochheim KA
Lehrbuch der Physikalischen Medizin und Rehabilitation
G. Fischer Verlag 2000

122. Selkowitz DM
The immediate and long-term effects of exercise and patient education on physical, functional and quality-of-life outcome measures after single-level lumbar microdisectomy
BMC Musculoskeletal Disorders 2006; 7 : 70

123. Sinclair R, Eriksson AS, Gretzer C
Inhibitory effects of amide local anaesthetics on stimulus-induced human leukocyte metabolic activation, LTB_4 release and IL-1 secretion in vitro
Acta Anaesthesiol Scand 1993; 37 159-165

124. Smith SD
Opt for surgery or wait it out?
Minn. Med. 2007; 90: 25,

125. Steffen H, Huhle G, Lederer S
Peridural analgetica application by an implanted Rickham-reservoir
Zentrbl. Neurochir. 1988; 49: 46-50

126. Steinhaus M
Injection techniques to the lumbar Spine (p. I) from the facet to the spinal nerve
Orthop.&Rheuma 2004; 3: 33-36

127. Steinhaus M
Injection techniques to the lumbar Spine (p. II) approximately around dura
Orthop.& Rheuma 2004; 4: 31-36

128. Steinrücken H
Die Differentialdiagnose des Lumbalsyndroms mit klinischen Untersuchungstechniken
Springer Verlag 1998

129. Strittmacher B
Das Störfeld in Diagnostik und Therapie
Hippokrates Verlag 1998

130. Sung MS
Epidural steroid injection for lumbosacral radiculopathy
Korean J. Radiol. 2006; 7: 77-79

131. Taylor JR
The development and adult structure of lumbar intervertebral discs
Manuelle Medizin 1993; 31: 24-29

132. Thedoridis T, Krämer J
Injektionstherapie an der Wirbelsäule
Thieme Verlag 2006

133. Thomas KJ
Randomised controlled trial of a short course of traditional acupuncture compared with usual care for persistent non-specific low back pain
BMJ 2006 333 (7569): 623

134. Tilscher H
Die Bewegungssegmente der LWS L3-S1 bei Patienten mit Lumbalsyndromen
Manuelle Medizin 2003; 41: 2: 87-90

135. Tilscher H, Eder M
Infiltrationstherapie – therapeutische Lokalanästhesie
Hippokrates Verlag 1996

136. Tittel K
Beschreibende und funktionelle Anatomie des Menschen
G. Fischer Verlag 2003

137. Tuite MJ
Facet joint and sacroiliac joint injection
Semin. Roentg. 2003; 39: 1: 37-51

138. Uhlenbrock D, Arlinghaus J
The results of CT-guided periradicular pain control
Fortschr. Röntgenstr. 1997; 166: 6: 528-534

139. Villar-Garea A, Fraga MF, Espada J et al
Procaine is a DNA-demethylating agent with growth-inhibitory effects in human cancer cells
Dt. Zeitschrift f. Akupunktur 2004; 47: 2: 49

140. Viton JM, Rubino T, Peretti-Viton P, Bouvenot G, Delarque A
Short-term evaluation of periradicular corticosteroid injections in the treatment of lumbar radiculopathy associated with disc disease
Rev. Rhum. Engl. Ed. 1998; 65: 195-200

141. Vogl P
Die Behandlung von Kreuzschmerzen aus neurologischer und neuraltherapeutischer Sicht
ärztl. Fortbildung-Jena 1987; 81: 829-831

142. Vrabiescu A, Radu D, Dolganiuc A et al
Analysis by flow cytometry of the subpopulations of lymphocytes from the peripheral blood of procain or diethylaminoethanol treated rabbits
Roum Arch Microbiol Immunol 1998; 57: 111-124

143. Waggershauser T, Schwarzkopf S, Reiser M
Facet blockade, peridural and periradicular pain therapy
Radiol. 2006; 46: 520-526

144. Watala C, Boncler M, Golanski, J
Release of calcium and P-selection from intraplatelet granules is hampered by procaine
Throm. Res 1999; 94: 1-11

145. Whitten CG, El-Khoury GY, Renfrew DL, Kathol MH (1993)
Facet injection
Semin Inter Radiol 1993; 4: 355: 261

146. Willburger RE, Knorth H, Haaker R
Side effects and complications of the injection therapy for degenerative spinal disorders
Orthop. 2005; 143: 170-174

147. Wilson-Mac Donald J, Burt G, Griffin D. Glynn C
Epidural steroid injection for nerve root compression. A randomised, controlled trial
J Bone Jt Surg 2005; 87-B: 352-355

148. Wolff AP, Wilder Smith OHG, Crul BJP et al
Lumbar segmental nerve root blocks with local anesthetics, pain relief and motor function: A prospective double-blind study between lidocaine and ropivacaine
Anesth. Analg. 2004; 99: 496-501

149. Wörz R
Schmerztherapie, differenzierte medikamentöse
G. Fischer Verlag 1994

150. Zimmermann M, Handwerker HO
Schmerz; Konzepte und ärztliches Handeln
Springer-Verlag 1984

151. Zippel H
Systematische Orthopädie
Uni-med Verlag 1996

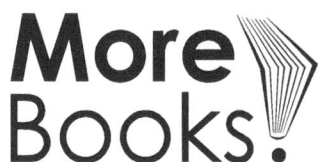
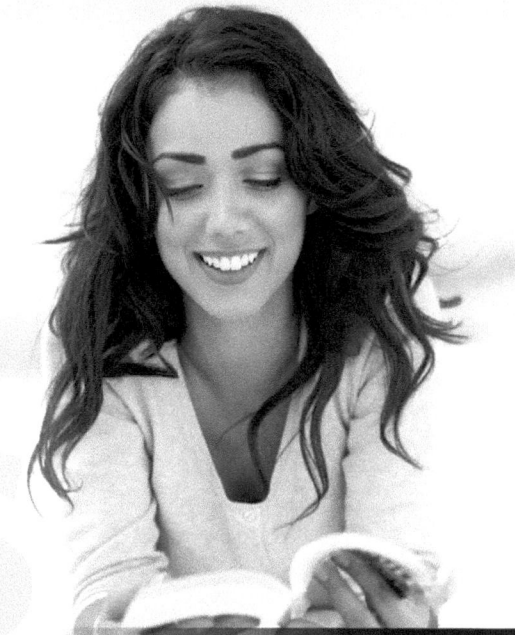

i want morebooks!

Buy your books fast and straightforward online - at one of world's fastest growing online book stores! Environmentally sound due to Print-on-Demand technologies.

Buy your books online at
www.get-morebooks.com

Kaufen Sie Ihre Bücher schnell und unkompliziert online – auf einer der am schnellsten wachsenden Buchhandelsplattformen weltweit! Dank Print-On-Demand umwelt- und ressourcenschonend produziert.

Bücher schneller online kaufen
www.morebooks.de

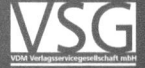
VDM Verlagsservicegesellschaft mbH
Heinrich-Böcking-Str. 6-8   Telefon: +49 681 3720 174   info@vdm-vsg.de
D - 66121 Saarbrücken   Telefax: +49 681 3720 1749 www.vdm-vsg.de

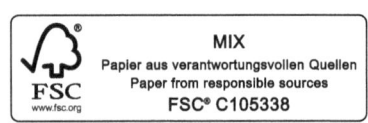

Printed by Books on Demand GmbH, Norderstedt / Germany